北京协和医院内分泌科主任医师力作

甲状腺疾病

早知早治 200问

李乃适 ——————————— 主编

费扬帆　李大伟 ——————— 副主编

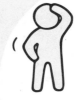

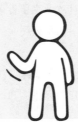

中国轻工业出版社

图书在版编目（CIP）数据

甲状腺疾病早知早治 200 问 / 李乃适主编；费扬帆，
李大伟副主编 . — 北京：中国轻工业出版社，2024.3
　　ISBN 978-7-5184-4267-6

　　Ⅰ.①甲…　Ⅱ.①李…　②费…　③李…　Ⅲ.①甲状腺
疾病－诊疗－问题解答　Ⅳ.①R581-44

中国国家版本馆 CIP 数据核字（2023）第 204627 号

责任编辑：赵　洁　　责任终审：张乃東　　整体设计：悦然生活
策划编辑：付　佳　　责任校对：朱燕春　　责任监印：张京华

出版发行：中国轻工业出版社（北京鲁谷东街5号，邮编：100040）
印　　刷：艺堂印刷（天津）有限公司
经　　销：各地新华书店
版　　次：2024年3月第1版第1次印刷
开　　本：710×1000　1/16　印张：11.5
字　　数：180千字
书　　号：ISBN 978-7-5184-4267-6　定价：49.80元
邮购电话：010-85119873
发行电话：010-85119832　010-85119912
网　　址：http://www.chlip.com.cn
Email：club@chlip.com.cn
版权所有　侵权必究
如发现图书残缺请与我社邮购联系调换
221295S2X101ZBW

现代社会，甲状腺疾病的发病率呈上升态势。

在我国 14 多亿人口中约有 20% 的人患有不同程度的甲状腺疾病，特别是 20～40 岁人群，但甲状腺疾病相关知识的普及率却非常低，整体规范治疗率不足 5%，很多人可能已经患上甲状腺疾病却不知道，甚至将甲状腺疾病的症状误认为是肠胃炎、水肿等。因此，让大家了解甲状腺疾病，能够及早发现并做好甲状腺疾病的防治非常必要。

本书采用问答形式，方便查找，针对常见的甲状腺问题，如甲状腺结节、甲状腺功能亢进、甲状腺功能减退、甲状腺炎、孕期甲状腺疾病等进行解答，帮助患者掌握甲状腺疾病的起因、症状、诊断、饮食、治疗等相关知识，对于治疗疾病、改善不适症状，同时消除患者的焦虑情绪，增强抗病信心都有很大益处。

希望读者通过阅读本书，能科学地认识甲状腺疾病，在日常生活中更好地养护甲状腺，享受健康快乐的生活！

目录
CONTENTS

第一章 **认知篇**
关于甲状腺，你应该了解的

第二章 症状篇
分清异常和正常

第三章　诊断篇

必要检查不可少

第四章 **饮食篇**

选对食物心不慌、病不找

第五章 治疗篇

明明白白用对药，治疗更有效

第六章 # 抗癌篇
选对治疗方案，甲状腺癌不可怕

第七章　并发症篇

防控并发症，身体更轻松

认知篇

关于甲状腺，你应该了解的

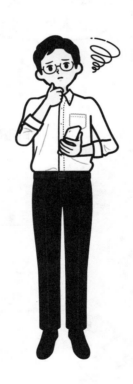

一图读懂本章要点

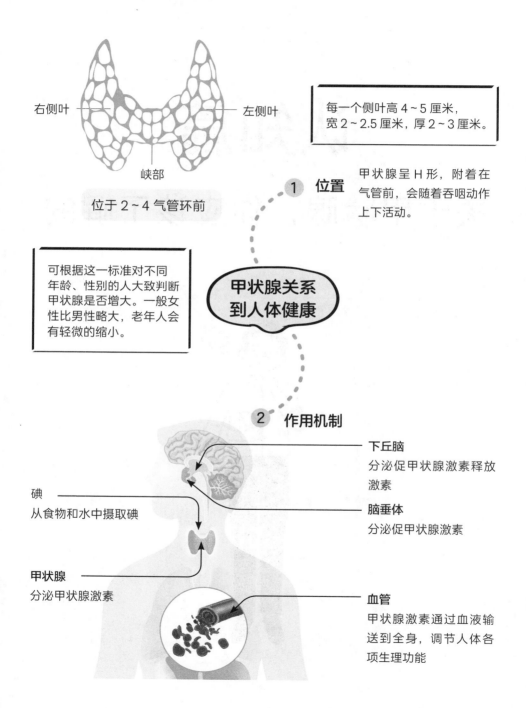

右侧叶

左侧叶

峡部

位于 2~4 气管环前

每一个侧叶高 4~5 厘米，宽 2~2.5 厘米，厚 2~3 厘米。

1 位置

甲状腺呈 H 形，附着在气管前，会随着吞咽动作上下活动。

可根据这一标准对不同年龄、性别的人大致判断甲状腺是否增大。一般女性比男性略大，老年人会有轻微的缩小。

甲状腺关系到人体健康

2 作用机制

下丘脑
分泌促甲状腺激素释放激素

碘
从食物和水中摄取碘

脑垂体
分泌促甲状腺激素

甲状腺
分泌甲状腺激素

血管
甲状腺激素通过血液输送到全身，调节人体各项生理功能

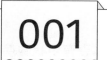 **001** 为什么现在患甲状腺疾病的人越来越多？

扫一扫，听音频

现在患甲状腺疾病的人越来越多，一定程度上与人们的生活习惯和心态有关。

甲状腺疾病与遗传、性别、年龄、生活环境等都有密切的关系。现代社会生活节奏加快，人们压力普遍偏大，会造成一定程度应激。部分研究显示，应激过度与自身免疫关系密切，因此出现甲状腺自身免疫性疾病的机会增加。以下人群要注意甲状腺疾病发生的可能性。

在缺碘或碘严重过量环境生活的人群

碘广泛存在于岩石、土壤、空气和水中，环境和食物是人体摄取碘的最直接来源，生活在碘缺乏或碘严重过量环境的人，甲状腺疾病发生的机会大大增加。如果生活环境中缺碘，又没有及时补碘，容易诱发地方性甲状腺肿、呆小病（克汀病）等甲状腺疾病；如果生活在碘严重过量的地区又经常吃富含碘的食物如海带、紫菜等，部分甲状腺疾病的发生率也偏高。

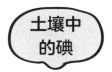

水中含碘量在一定程度上反映了土壤的含碘量，当饮用水中的含碘量较低时，生长在此的植物、动物含碘量也相对较低。

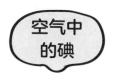

海洋上空碘含量最高，离海洋越远碘含量越低；海拔越高，空气中碘含量越低。

血缘亲属中有甲状腺疾病患者的人群

甲状腺疾病常常有一定的遗传倾向，尤其是直系亲属患有甲状腺疾病的，后代患有此类疾病的概率比一般人大一些。

自身免疫病患者人群

自身免疫病患者常会同时患有甲状腺疾病，如重症肌无力、类风湿性关节炎、1 型糖尿病患者患甲状腺疾病的风险会有所增大。

女性

女性患甲状腺疾病的概率高于男性，尤其是甲状腺肿、甲亢、甲减。

情绪不稳定的人

性格急躁、情感丰富、敏感、长期心情抑郁的人情绪容易波动，心理压力大，患甲状腺自身免疫性疾病的概率较一般人群更高。

有某些药物服用史的人

有的"减肥药"含有过量甲状腺激素，经常服用易造成与甲亢相似的症状和危害；长期使用含碘药物，如长期服用治疗心律不齐的胺碘酮，长期大量服用含碘的止咳药、化痰药等，都可能因为人体摄入的碘严重过量，刺激甲状腺而诱发甲状腺疾病。

002 甲状腺疾病遗传吗？

甲状腺疾病具有一定遗传倾向，但并非每个人都会发病。

如果家族史中存在甲状腺疾病患者，其子女在生长发育过程中应该警惕出现甲状腺疾病的可能，必要时应及时到医院就诊。虽然甲状腺疾病具有一定的遗传倾向，但并非每个人都会发病。

003 甲状腺检查抽血前的注意事项有哪些？

甲状腺检查抽血前要注意以下几个方面。

1. 规律作息，早睡早起。

2. 尽量避免喝咖啡、浓茶。

3. 不吃或少吃海带、紫菜、海鱼等富含碘的食物。

4. 抽血前避免剧烈运动，保持安静状态，放松心情。

5. 部分检查如甲状腺相关抗体检查不需要空腹。

6. 如果正在服用某些会影响甲状腺功能的药物，如糖皮质激素、口服避孕药、雌激素替代治疗药物、多巴胺、溴隐亭、胺碘酮、锂剂、苯妥英钠等，要提前告诉医生。

7. 如果正在接受药物治疗甲状腺疾病，抽血当天是否服药应告知医生，便于医生调整用药策略。

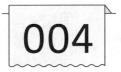

004　看甲状腺疾病，
挂哪个科？

如果怀疑甲亢或甲减，可考虑首选挂内分泌科。

如果医院设立了由多学科团队合作组建的甲状腺专科，那就可以直接挂号就诊；如果没有单独设立，就挂内分泌科或者普通外科。甲状腺疾病种类很多，可以在明确诊断后，再根据治疗需要去相应科室，比如甲亢需要放射性同位素治疗时可去核医学科就诊。

005　甲状腺激素到底
有啥作用？

甲状腺激素主要有两种，即三碘甲状腺原氨酸（简称 T3）和四碘甲状腺原氨酸（又称甲状腺素，简称 T4）。如果没有甲状腺激素，人体就不能进行正常的新陈代谢，胎儿可能会夭折，即使出生也可能出现克汀病；儿童会智力低下，生长缓慢；成年人出现代谢缓慢，易发生冠心病等。

但是人体内的甲状腺激素也不是越多越好，需要维持在一定范围内。分泌过多，人体代谢超速运作，即甲状腺功能亢进（甲亢）；分泌过少，人体各器官组织处于"懈怠状态"，工作起来懒洋洋的，即甲状腺功能减退（甲减）。

如何看甲状腺功能报告单？

扫一扫，听音频

拿到甲状腺功能报告后，可以根据上面的指标进行解读。

常见指标

○ T3：三碘甲状腺原氨酸。

○ T4：四碘甲状腺原氨酸，又称甲状腺素。

○ FT3：血清游离三碘甲状腺原氨酸。

○ FT4：血清游离甲状腺素。

○ TSH：促甲状腺激素。

○ TRAb：促甲状腺激素受体抗体。

○ TGAb：甲状腺球蛋白抗体。

○ TPOAb：甲状腺过氧化物酶抗体。

注：FT3、FT4 是血液中直接起作用的甲状腺激素。

甲亢

T3 ↑，FT3 ↑，T4 ↑，FT4 ↑，TSH ↓，TRAb 正常或↑。

甲状腺分泌过多的 T3、T4 导致甲亢，因此 T3、FT3、T4、FT4 升高。因为 T3、T4 过多会抑制垂体分泌 TSH，所以 TSH 降低。

如果出现 TRAb 升高，可能是 Graves 病（即毒性弥漫性甲状腺肿）所致的甲亢。

亚临床甲亢，FT3、FT4 仍在正常范围，TSH ↓。

甲减

T3 ↓，FT3 ↓，T4 ↓，FT4 ↓，TSH ↑，TPOAb 和 TGAb 正常或↑。

甲状腺分泌的 T3、T4 太少导致甲减，所以 T3、FT3、T4、FT4 降低。如果血液中 FT3、FT4 太少，垂体会分泌出更多的 TSH，所以 TSH 是升高的。如果是桥本甲状腺炎导致的甲减，就会有 TPOAb 和 TGAb 的升高。

亚临床甲减，FT3、FT4 仍在正常范围，TSH ↑。

桥本甲状腺炎

TPOAb ↑和（或）TGAb ↑。

桥本甲状腺炎会慢慢破坏甲状腺的正常功能，因此不同阶段指标会有波动。早期的指标有可能类似甲亢，所以 T3 ↑、FT3 ↑、T4 ↑、FT4 ↑、TSH ↓；这之后甲状腺激素可维持在正常范围，所以 T3、FT3、T4、FT4、TSH 都正常；后来会出现甲减，所以 T3 ↓、FT3 ↓、T4 ↓、FT4 ↓、TSH ↑。但桥本甲状腺炎患者的甲状腺功能也可以一直维持正常。

亚甲炎（亚急性甲状腺炎）

不同时期的指标有所不同，具体见下表。

亚甲炎急性发作期	亚甲炎缓解期	亚甲炎恢复期
出现甲亢，T3↑、FT3↑、T4↑、FT4↑、TSH↓	一部分人会出现短暂性的甲减，T3↓、FT3↓、T4↓、FT4↓、TSH↑	炎症完全消失，大部分人的甲状腺功能恢复正常，小部分人变成永久性的甲减

甲状腺结节

大部分结节患者的甲状腺功能检查都是正常的。

如果结节合并桥本甲状腺炎，检查结果会出现一系列桥本甲状腺炎的表现；如果是结节性甲状腺肿合并甲亢或甲减，检查结果也会与之相符合。

007 体检时发现有甲状腺结节，怎么办？

扫一扫，听音频

　　体检时发现甲状腺结节后，需要找甲状腺专科医生进行辨别。大部分体检时发现的甲状腺结节为良性，因此不必特别恐慌。绝大部分甲状腺结节并不是不治之症，预后良好。

008 判断甲状腺结节的性质应该做哪些血液检查？

扫一扫，听音频

　　甲状腺结节血液检查应该包括三大项。

　　1. 甲状腺功能。既往资料显示，甲状腺结节患者如果伴有甲亢，其结节为恶性的概率低于甲功（甲状腺功能）正常的患者。

　　2. 甲状腺球蛋白（TG）。甲状腺球蛋白是由甲状腺产生的特异性蛋白，由甲状腺滤泡上皮细胞合成。因此，血清 TG 虽然不能鉴别甲状腺结节的良恶性，但有些情况下有一定的参考意义。

　　3. 降钙素。降钙素是由甲状腺滤泡旁细胞合成分泌，当血清降钙素大于 100ng/L（纳克 / 升），提示可能有甲状腺髓样癌。但甲状腺髓样癌的发生率较低。

009 甲状腺结节患者 为什么要查降钙素？

查降钙素是为了排除甲状腺髓样癌的可能。

当患者在临床中发现甲状腺结节的时候，第一步需要通过甲状腺彩超进行初步良恶性判断。如果怀疑是恶性甲状腺结节，则需要进一步检查。

甲状腺髓样癌是甲状腺滤泡旁细胞发生癌变，这些癌细胞会大量分泌降钙素和癌胚抗原等物质，所以降钙素是甲状腺髓样癌的标志物，对诊断有一定意义。当然，也存在不明原因的血清降钙素水平升高的情况，也存在血清降钙素不高的甲状腺髓样癌患者。

010 儿童会患甲状腺 结节吗？

儿童也可能会患甲状腺结节。

甲状腺结节的病因复杂，其中由炎症引起的甲状腺结节是儿童常见的内分泌疾病，在出现相关症状时，应首先鉴别结节的良恶性。儿童甲状腺结节的发病率较低，但恶性结节的可能性相对较高，因此在发病后应提高警惕，先确认是否恶性，再考虑下一步处理。

011 为什么女性易患甲亢？

扫一扫，听音频

甲亢是因为甲状腺激素分泌过多引起，女性的发病率大于男性，可能与以下原因有关。

部分研究显示，女性雌激素水平较高与甲亢的发生有关。一般育龄期女性雌激素分泌最为旺盛，因此这个年龄段的女性更易患甲亢。

压力与甲亢的发生也有一定关系，现代社会节奏明显加快，压力较大，女性也不例外，这也是女性患甲亢增多的原因之一。

012 什么是 Graves 病？

扫一扫，听音频

Graves 病，又称毒性弥漫性甲状腺肿，对患者健康危害较大，需要治疗。

本病主要表现为以下几点。

1. 常出现心慌、多汗、手抖、食量明显增大、体重下降等症状。

2. 可合并眼部症状，如浸润性突眼。

3. 多存在弥漫性甲状腺肿，可伴局部血管杂音和震颤。

4. 一般情况下，促甲状腺激素受体抗体（TRAb）对 Graves 病诊断的敏感度高达约 95%、特异性约 99%。

013 什么是 Graves 眼病？

扫一扫，听音频

Graves 病患者中一部分会出现 Graves 眼病。Graves 眼病的发生原因之一可能是眼部脂肪细胞和成纤维细胞的细胞膜上有促甲状腺激素受体，T 淋巴细胞作用于这些细胞后，刺激其增生，产生一系列炎症，最终导致 Graves 眼病。

014 什么是卵巢甲状腺肿伴甲亢？

扫一扫，听音频

甲状腺位于人的颈部，卵巢位于盆腔内，卵巢组织中出现甲状腺组织称为卵巢甲状腺肿。卵巢甲状腺肿是因卵巢畸胎瘤组织内存在甲状腺组织而引起的甲状腺毒症，较为少见。这种卵巢甲状腺肿有可能自主分泌过多的甲状腺激素，临床上会出现甲亢症状。这类甲亢要警惕恶性肿瘤的可能。

015 新生儿会发生甲亢吗？

新生儿会发生甲亢。

新生儿甲亢在临床上并不少见，可能有多种不同原因导致。母亲孕期患 Graves 病是最常见的原因，一般半岁后可自行缓解。部分家长对新生儿甲亢的认识不足，如果出现症状一定要及时就诊。

016 桥本甲状腺炎也是甲亢的一种吗？

桥本甲状腺炎不是甲亢。

桥本甲状腺炎属于慢性自身免疫性疾病，在早期发生时，病变对甲状腺的破坏使甲状腺激素的释放增多，可出现短暂的类似甲亢的症状，实验室指标也常常与甲亢患者相似，但一般可自行好转，必要时可针对症状进行相应药物控制。

平时大家口中所说的甲亢多是指毒性弥漫性甲状腺肿（Graves 病），主要是由于甲状腺分泌合成甲状腺激素异常，从而引起体重减轻、心跳加速等高代谢症状。

甲亢危象是什么？

扫一扫，听音频

甲亢患者如果没有给予治疗或治疗不充分，会在某些应激状态下病情突然恶化，出现高热、心动过速、意识混乱、神志恍惚、昏迷等症状，甚至危及生命，这是甲亢最严重的急性并发症——甲亢危象。

甲亢危象先兆

- 原有甲亢症状突然加重
- 发热，体温 38～39℃
- 心慌、心跳明显加快
- 烦躁不安

- 食欲减退
- 恶心呕吐或腹泻
- 乏力
- 大汗

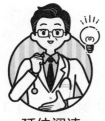

延伸阅读

怎样积极预防甲亢危象的发生

1. 正规诊治甲亢，避免强烈的精神刺激和过度劳累，如有感染，应积极治疗。

2. 进行外科手术前，告知医生患有甲亢，避免因手术应激诱发甲亢危象。

3. 选择放射碘 -131 治疗前，依情况决定停用抗甲状腺药物治疗的时机及治疗后再次应用的时机。

018 甲亢患者怀孕会引起流产吗？

扫一扫，听音频

一般情况下，轻度甲亢引起流产的可能性不大，中、重度甲亢易引发流产。

一般情况下，甲亢治愈后再怀孕是最为安全的选择。如果孕期发现Graves 病，则通过药物治疗将甲状腺激素水平控制在正常范围并继续妊娠。但如果甲亢症状并未得到有效控制，对母婴的健康影响较大，会显著增加流产、早产的发生率。因此，如果病情较重或者经过治疗效果不明显，不宜怀孕，以免发生流产、早产，或者对胎儿的生长发育产生不良影响。

019 什么是克汀病？

扫一扫，听音频

克汀病，以往又称"呆小病"，即先天性甲状腺功能减退症，是由于先天甲状腺功能低下，出现智力发育落后、身材矮小等症状。出生后的突出表现是黄疸消退延迟、肌张力低下、肚子呈蛙状腹，面部主要特征是皮肤粗糙、水肿，嘴唇较厚，经常出现舌头伸出口外的表现。

一般来说克汀病可防可治，出生后 1 个月内及时补充甲状腺素，症状都能得到缓解，与正常人基本上没有区别。此病是新生儿筛查疾病，出生后可通过足跟血查出。

甲减由哪些疾病引起？

扫一扫，听音频

甲减即甲状腺功能减退症，与甲亢正好相反，是体内甲状腺激素合成、分泌不足或作用发生抵抗导致全身新陈代谢减退的疾病。甲减不是单纯的一种疾病，可由多种病因导致。

原发性甲减

原发性甲减比较常见，是因甲状腺自身缺陷所致，以桥本甲状腺炎导致的甲减最为常见。原发性甲减的甲状腺激素低下程度常比中枢性甲减更为严重，需要补充的甲状腺激素剂量更多。

原发性甲减常见原因有以下几种。

- 桥本甲状腺炎导致的甲减
- 甲状腺手术后甲减
- 先天性甲状腺发育不全
- 甲状腺过氧化物酶障碍
- 碘缺乏
- 甲亢放射碘 -131 治疗后

中枢性甲减

- 垂体促甲状腺激素缺乏
- 下丘脑促甲状腺激素释放激素缺乏

甲状腺激素抵抗致甲减

- 非常罕见，需要在有经验的专科医生指导下用药

021 甲减有哪些危害？

扫一扫，听音频

甲减患者如果未能及时治疗，会导致一系列临床表现，心血管系统方面会出现心动过缓、心脏扩大、心包积液，严重者出现心力衰竭；肝功能异常、高血脂也很常见；还会出现反应迟钝、记忆力下降、便秘、体重增加等症状；严重时可出现全身黏液性水肿。如果治疗及时，上述症状一般均可缓解。

022 甲减孕妇产后可以母乳喂养吗？

扫一扫，听音频

患有甲减的孕妇产后可以母乳喂养。

治疗甲减时补充的甲状腺激素和身体中的甲状腺激素是完全一样的，只要剂量合适，对身体完全没有毒副作用。

新生儿可以靠母乳中的碘自己合成甲状腺激素，不需要依赖母乳中的甲状腺激素维持生理功能，因此只要母亲饮食中的碘摄入量充足，新生儿就不会发生甲减。

甲减对妊娠有什么影响？

甲减对妊娠的影响有以下几个方面。

1. 流产或早产。甲状腺激素对人体生理功能有重要意义，如果妊娠期间甲状腺激素分泌不足，严重时可能会导致流产或早产。

2. 妊娠高血压。甲减的孕妇发生妊娠高血压的概率比正常孕妇要高。

3. 胎盘早剥。甲减的孕妇发生胎盘早剥的风险比正常孕妇高。

4. 贫血。由于甲状腺激素分泌不足，影响红细胞生成素的合成，导致骨髓造血功能减弱，孕妇易发生轻、中度贫血。

5. 产后易出血。凝血功能与甲状腺激素水平有关。部分资料表明，未经控制的甲减孕妇产后出血的概率明显增高。

甲减患者可以怀孕吗？

甲减患者在甲状腺激素水平达标后是可以怀孕的。

甲减患者可以怀孕，但是首先要把甲状腺功能恢复正常，目前认为将促甲状腺素调整到 2.5mIU/L 以下更为稳妥。如果甲状腺功能未达标，没有经过充分治疗的甲减患者怀孕，可能会对孩子的神经智力发育有不良影响，增加早产、流产、低出生体重儿等风险。

025 甲减孕妈妈生的宝宝也会患甲减吗？

在规范治疗的情况下，甲减孕妈妈生的宝宝患甲减的可能性极低，可以说新生儿甲减和孕妈妈甲减没有直接关系，除非孕妈妈本身碘摄入不足或者服用了过量的抗甲状腺药物。

026 甲亢孕妈妈生的宝宝也会患甲亢吗？

扫一扫，听音频

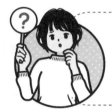

"医生，我25岁，最近体检的时候发现怀孕了，但是检查得了甲亢，想知道甲亢孕妇生的孩子正常吗？"

多数情况下不会。

Graves 病所致甲亢不是单基因遗传病，一般不会直接遗传。但患Graves 病的孕妇分娩后要注意新生儿有无甲亢表现。因为母体的 TRAb 会通过胎盘进入胎儿体内，从而导致新生儿甲亢。如果在分娩前数周通过胎心监测发现胎儿心动过速，则需注意新生儿甲亢的可能。新生儿出生后，必要时可留脐带血检查甲状腺功能及相关抗体。新生儿甲亢多发生在产后数日或一周内，可表现为甲状腺肿大、双眼球突出或睁大、体温高、爱哭闹、食量大、大便次数多、体重不增。因此，甲亢妈妈的宝宝出生后，应该特别留心宝宝的甲状腺功能及相关抗体。

027 什么是妊娠期一过性甲亢综合征？

扫一扫，听音频

妊娠期一过性甲亢综合征，是由于怀孕时的生理变化引起的，与绒毛膜促性腺激素水平上升有关；大多发生在妊娠早期，症状一般不太严重，对孕妇、胎儿也没有太大影响，大部分可以自行缓解，不需要应用抗甲状腺药物治疗。

妊娠期一过性甲亢综合征临床表现有以下几点。

1. 妊娠早期血清 FT4、T4 升高，TSH< 妊娠期特异性参考值范围下限（或 0.1mIU/L），但甲亢症状轻微，并可随妊娠进展逐渐缓解。

2.TRAb 阴性。

3. 妊娠前没有甲亢病史，常出现妊娠剧吐，可出现甲亢症状。

4. 没有明显的甲状腺肿大，不合并甲状腺眼病。

028 甲状腺疾病对男性生育有影响吗？

扫一扫，听音频

甲状腺疾病对男性生育是有影响的。

1. 甲亢会导致男性勃起障碍。男性甲亢患者可出现勃起功能障碍。此外甲亢还可引起性欲减退及乳房发育，从而影响生育。

2. 甲减会使男性性欲降低。大多数甲减患者都会表现出不同程度的性欲减退，还有相当一部分患者会出现勃起功能障碍。这种情况及时治疗后一般会有所改善，但如果没有及时发现并治疗，一旦发展到重度甲减，内分泌环境会发生很大变化，致使精子生成减少，生殖功能受到很大损害，严重者还会出现少精及精子运动障碍，可能导致不育。

029 什么是亚急性甲状腺炎？

扫一扫，听音频

亚急性甲状腺炎，简称亚甲炎，多与病毒感染有关。

亚急性甲状腺炎常因病毒入侵诱发，早期常出现如畏寒、头疼、发热等类似感冒的症状。通常在前驱感染发生 2 周后会出现亚甲炎的典型临床表现，此时患者往往出现发热、午后加重，颈部疼痛非常明显，并有显著压痛。通常还伴有类似甲亢的表现，如怕热多汗、脾气暴躁、心慌、失眠、体重明显下降等。这是因为甲状腺细胞遭受大面积破坏，甲状腺激素分泌入血液，造成短时间内血液中甲状腺激素骤增，引起一过性甲状腺毒症，此时查甲状腺摄碘功能是低的，这就是所谓的"分离现象"。

亚急性甲状腺炎通常是自限性的，一段时间后可自行恢复，多数情况下，对于症状不太严重的亚甲炎患者应用非甾体镇痛药及控制心率药物对症处理即可逐渐缓解，症状严重者可考虑使用糖皮质激素。部分患者最终会进入甲减状态。

扫一扫，听音频

030 什么是桥本甲状腺炎?

桥本甲状腺炎，又称桥本病，是比较常见的自身免疫性甲状腺疾病。它是非缺碘地区引起甲状腺肿及甲状腺功能减退最常见的原因，可见于任何年龄阶段，好发于 30 ~ 50 岁，中年女性多见。桥本甲状腺炎有多种临床特征，开始时常表现为甲状腺肿大而甲状腺功能正常。

扫一扫，听音频

031 桥本甲状腺炎与什么因素有关?

桥本甲状腺炎主要与以下几种因素有关。

1. 遗传。如果家族当中有自身免疫性甲状腺疾病患者，通常下一代就相对容易患桥本甲状腺炎。

2. 地理环境。在明显碘过量或者低碘环境中生活，易发生桥本甲状腺炎。

3. 人体自身免疫紊乱。在桥本甲状腺炎患者体内可以检测到高水平的甲状腺过氧化物酶抗体（TPOAb）以及甲状腺球蛋白抗体（TGAb），这种自身免疫破坏容易导致患者出现甲减症状。

032 桥本甲状腺炎患者怀孕后怎么办？

桥本甲状腺炎患者怀孕后不需要过于担心。

桥本甲状腺炎并不是怀孕的禁忌证，关键是是否出现甲减。无论是临床甲减还是亚临床甲减均需要足量补充甲状腺激素。因此，怀孕期间必要时需定期监测甲状腺功能，调节甲状腺激素水平，使其维持在孕期正常范围内。

033 什么是甲状腺肿？

正常人的甲状腺在合成甲状腺激素的时候，需要促甲状腺激素（TSH）的刺激，但是如果因为某些原因干扰了甲状腺激素的合成，人体为了排除这些干扰会额外分泌更多的促甲状腺激素，此时如果没有足够材料合成甲状腺激素，多余的促甲状腺激素仍会刺激甲状腺组织生长，导致甲状腺出现增生和肥大。

此外，一些甲状腺疾病也会伴有甲状腺肿。如桥本甲状腺炎，会出现甲状腺弥漫性肿大，质地较韧；亚急性甲状腺炎引起的甲状腺肿大，质地韧或偏硬，压痛感明显；结节性甲状腺肿，甲状腺呈结节样肿大，随着病程的延长有可能会发展为毒性多结节性甲状腺肿。

甲状腺炎和甲状腺肿是不是一回事？

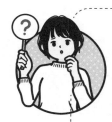

"两个月前我发现自己脖子有些异常肿大和不舒服，但并没有特别在意，以为就是吃胖了，后面会自然好转。可是这几天在吃饭和喝水的时候经常感觉脖子里有异物感，不是很明显但总觉得不舒服，到了医院检查确诊为甲状腺炎伴甲减，甲状腺炎和甲状腺肿是一回事吗？"

甲状腺炎和甲状腺肿不是一回事。

甲状腺炎可能会出现甲状腺肿大，但不一定都会出现。甲状腺炎从起病速度来看可以分为急性化脓性甲状腺炎、亚急性甲状腺炎、慢性甲状腺炎等，最多见的是桥本甲状腺炎。而甲状腺肿则是形态上的异常增大。

035 什么是结节性甲状腺肿？

扫一扫，听音频

单纯性甲状腺肿的后期有时会表现为结节性甲状腺肿。甲状腺肿初期是弥漫性、均匀肿大，这时也称为弥漫性甲状腺肿，随着病程的延长，甲状腺在肿大的过程中会产生一个或多个结节。

缺碘、碘过量、摄入致甲状腺肿物质、家族遗传、先天性缺陷、自身免疫异常等都可能导致结节性甲状腺肿。

根据发病的流行情况，甲状腺肿可以分为地方性甲状腺肿和散发性甲状腺肿。

地方性甲状腺肿	散发性甲状腺肿
地方性甲状腺肿最常见的原因是碘缺乏，多发生在山区和远离海洋的地区。碘与甲状腺患病的关系：碘缺乏时，甲状腺肿患病率增加，导致低碘性甲状腺肿；补碘，甲状腺肿患病率逐渐下降；补碘过量，甲状腺肿患病率回升，导致高碘性甲状腺肿。	散发性甲状腺肿原因复杂，致甲状腺肿药物及先天性甲状腺激素合成障碍等，都可能造成甲状腺肿，严重的会出现甲状腺功能减退。

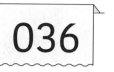

036 什么是甲状腺激素抵抗综合征？

扫一扫，听音频

甲状腺激素抵抗综合征，又称为甲状腺激素不敏感综合征。它的主要特点是血清中的游离甲状腺素升高，伴有 TSH 升高或者正常。甲状腺激素抵抗综合征的临床表现多样，变异性明显，可能出现甲状腺功能正常、甲状腺功能亢进或甲状腺功能减退，多数伴有甲状腺肿大。甲状腺激素抵抗综合征的发病率很低，有家族聚集发病的倾向。基因检测是诊断该病的重要手段。

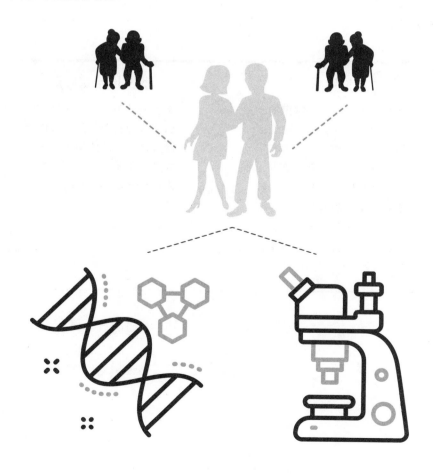

第二章

症状篇

分清异常和正常

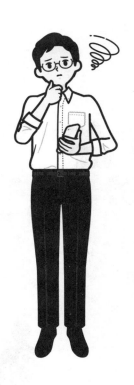

一图读懂本章要点

1　甲状腺结节

多数无症状，常在体检或无意中触摸时发现。

合并甲亢
心慌、心悸、脾气暴躁、失眠等症状

合并甲减
畏寒、怕冷、易疲劳等症状

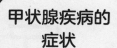

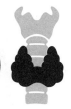

甲状腺疾病的症状

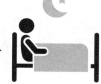

2　甲状腺功能亢进

眼球突出、多汗怕热、失眠、易怒、饭量增加、肢体颤抖等。

3　甲状腺功能减退

精神不振、食欲缺乏、脉搏变慢等。

4　甲状腺肿

吞咽困难、憋气、呼吸不畅、头晕、昏厥等。

5　亚急性甲状腺炎

发热、脖子肿大、颈部发硬疼痛等。

6　甲状腺癌

初期症状不明显，颈部肿块、呼吸困难、吞咽障碍等。

037 甲亢有什么表现？

扫一扫，听音频

　　甲亢发病后通常会有全身多系统症状，如果症状集中在某一系统，很容易与该系统的病症混淆而造成漏诊、误诊，所以要辨清甲亢的主要临床表现。

1 精神障碍
焦虑、失眠、易怒

2 多汗怕热

3 脉搏加快

4 容易腹泻

5 影响性功能
男性勃起功能障碍；
女性月经不调、不孕、易流产

6 皮肤色素沉着及白斑

7 疲劳

8 眼球突出

9 颈部肿大

10 饭量增加，体重减轻

11 骨质疏松

12 肢体颤抖

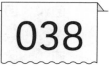 **脖子粗就是患了甲亢吗?**

扫一扫,听音频

脖子粗不一定是患了甲亢。

很多人认为脖子粗就是患了甲亢。其实,甲状腺肿大并不意味着一定是甲亢。甲状腺肿大有的时候是甲亢的症状表现,但其他原因,比如桥本甲状腺炎引起的甲减也可导致甲状腺肿大。而甲亢并不一定都合并甲状腺肿大。

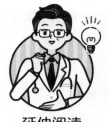

延伸阅读

大脖子病是什么原因造成的

大脖子病是甲状腺肿大的一种叫法,通常是指地方性甲状腺肿。地方性甲状腺肿一般是因为缺碘,导致甲状腺激素分泌出现障碍,甲状腺的碘储存过少,不够人体的正常需要,引起甲状腺代偿性肿大,看起来脖子变粗了。

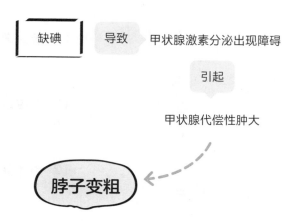

缺碘　导致　甲状腺激素分泌出现障碍

引起

甲状腺代偿性肿大

脖子变粗

039 为什么甲亢患者易腹泻？

扫一扫，听音频

甲亢患者易腹泻，可能是由胃肠道蠕动增快或小肠吸收不良等原因引起。

1. 胃肠道蠕动增快。甲亢患者体内的甲状腺激素和儿茶酚胺分泌会增多，使迷走神经张力增加，胃肠道蠕动的速度加快，会导致腹泻或者大便次数增多，甚至出现水样便或者是稀烂便。

2. 小肠吸收不良。甲亢时人体消化系统也会受到影响，如果吃一些不容易消化的食物，就有可能引起小肠吸收不良，出现胃肠道功能紊乱，造成腹泻。

040 为什么去看糖尿病，医生却让查甲状腺？

扫一扫，听音频

糖尿病与甲状腺疾病均是我国患病率非常高的疾病类型，且共病率也非常高，因此在糖尿病患者中筛查甲状腺疾病是有一定必要性的。此外，甲亢患者的有些症状与糖尿病典型症状类似，如多食善饥、口渴多饮、倦怠乏力、消瘦等。有些患者以为自己得了糖尿病，但去医院检查之后确诊为甲状腺功能亢进，而不是糖尿病。所以医生遇到这类患者会要求查甲状腺相关指标。

041 甲亢患者为什么会眼球突出？

扫一扫，听音频

Graves 病所致甲亢患者出现眼球突出是一种常见症状，主要是由于促甲状腺素受体抗体（TRAb）不仅作用于甲状腺本身，还作用于眼睛的球后组织，导致眼眶局部的组织增生、浸润，细胞肿胀、沉积等，从而出现眼球突出、肿胀。

042 甲亢危象有什么表现？

扫一扫，听音频

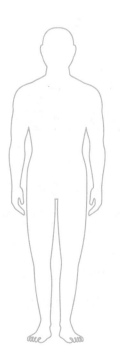

1 高热或超高热

2 大汗淋漓

3 心动过速，心跳超过 140 次 / 分

4 烦躁，焦虑不安

5 意识混乱，神志恍惚

6 恶心、呕吐

7 腹泻

8 心力衰竭

9 昏迷，休克

043 下肢水肿和甲亢有关吗？

下肢水肿可能和甲亢有关。

甲亢是否会出现下肢水肿和甲亢患者的病情有关。一般情况下，甲亢以神经、循环、消化等系统兴奋性增高和代谢亢进为主要表现，如果病情较轻，不会出现下肢水肿。但也可因透明质酸的沉积引起胫前黏液性水肿，临床表现为下肢局部水肿。

044 甲亢患者会出现骨质疏松吗？

甲亢患者可能会出现骨质疏松。

甲亢如果治疗不及时导致病情加重，甲状腺激素就会影响体内钙磷物质的吸收，影响破骨细胞和成骨细胞的活性，使骨吸收和骨形成增加，但对骨吸收的影响超过骨形成，最终导致骨量减少，出现骨质疏松。此外，甲亢时大便次数增多，理论上也会使钙流失增多，进一步加重骨质疏松。

什么是亚临床甲亢？

扫一扫，听音频

亚临床甲亢简单说来算是一种"将病还未病"的状态。

甲亢的早期阶段一般没有明显症状，但是需要引起重视。

亚临床甲亢往往只能通过甲状腺功能检查发现，所以定期体检时加入甲状腺功能检查很有必要。亚临床甲亢会出现 TSH 降低，T3、T4 都在正常范围。

亚临床甲亢常见于 4 种情况。

1. 甲状腺炎早期，如桥本甲状腺炎、亚甲炎等。

2. Graves 病、毒性结节性甲状腺肿。

3. 服用胺碘酮、干扰素等药物。

4. 甲状腺癌术后服用大剂量甲状腺素。

亚临床甲亢是否需要治疗，要根据年龄、病因、有无不适症状、TSH 的数值高低等多种因素决定，一般年纪轻、无症状、TSH 降低不明显的亚临床甲亢无需治疗。但这些需要由专业的内分泌科医生来诊断，普通人不可自行判断。

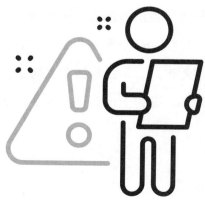

046

甲亢治疗过程中出现面部水肿，是甲减的表现吗？

扫一扫，听音频

甲亢治疗过程中出现面部水肿，可能是甲减的表现。

甲亢、甲减都有可能出现水肿。Graves 所致甲亢可出现胫前黏液性水肿，主要表现为胫骨前、足踝部的非凹陷性水肿。严重甲减时可出现全身黏液性水肿，主要表现为眼睑、面颊、下肢及手指水肿。甲亢患者在治疗过程中，如经外科手术、放射碘 -131 治疗或抗甲状腺药物治疗后，均可能会发生甲减。

047

甲亢患者会出现脱发现象吗？

扫一扫，听音频

甲亢患者可能会出现脱发。

甲亢患者出现脱发，可能与患者代谢亢进及使用抗甲亢药物有关。此外，甲亢患者由于长期罹患疾病，情绪易波动，出现紧张、焦虑、压力过大等，都可能加重脱发症状。

扫一扫，听音频

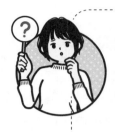

"医生，我今年 32 岁，1 个月前出现心悸、手抖、汗多现象，没有重视，以为是太忙累的，这周症状出现得更加频繁，还出现颈部肿大，去医院说可能是 Graves 病，该怎么确定呢？"

Graves 病又称毒性弥漫性甲状腺肿，是一种自身免疫性疾病。典型临床表现包括甲亢相关的高代谢综合征、弥漫性甲状腺肿，并伴有不同程度的突眼等。高代谢综合征主要表现为怕热、多汗、皮肤潮湿，部分患者有焦虑失眠、多食易饥等现象。弥漫性甲状腺肿患者的甲状腺呈弥漫性肿大且质地中等、无压痛，由于甲状腺血流增多，在左右叶的外侧可见血管杂音。眼部症状主要包括单纯性突眼、浸润性突眼等。有少数老年患者高代谢综合征的表现不明显，反而会表现出乏力、心悸、厌食、嗜睡等，称为淡漠型甲亢。

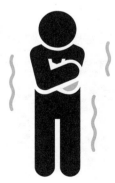

如何区分甲亢与非甲状腺疾病？

扫一扫，听音频

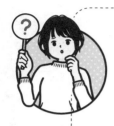

"最近我感觉心慌胸闷得厉害，吃了家里的常备药也只是短时间内有效，而且变得越来越乏力，身体也消瘦了不少。我以为是心脏病，去医院看心血管科医生，医生询问症状后建议去检查甲功三项，才发现是甲亢而不是心脏病。"

甲亢症状复杂多样，比较容易与其他疾病相混淆，因此可能会出现误诊。下面是一些与甲亢症状相似的非甲状腺疾病，一定要注意区分，防止误诊。

1. 更年期综合征。更年期女性会出现情绪不稳、烦躁失眠、阵发性出汗、血压波动、月经不调等症状，但甲状腺不肿大，甲功检查正常。

2. 胃肠疾病。甲亢会加快胃肠蠕动，引起消化不良、排便次数增多，常被误诊为慢性结肠炎。但甲亢少有腹痛、里急后重等肠炎表现，粪便镜检无红、白细胞。在排除消化道器质性病变时，要进行甲状腺功能检查。

3. 神经官能症。这类患者有不少症状与甲亢类似，如焦虑、心跳加快、兴奋失眠、体重减轻、乏力等。但无甲状腺肿大和突眼，甲状腺功能检查正常。

4. 心血管疾病。少数甲亢患者特别是中老年人心血管表现较为突出，因此，出现不明原因的心悸或伴有房颤时，应检查是否存在甲亢。

5.抑郁症。老年人患甲亢不易发现，因为其症状表现为体虚乏力、精神忧郁、食欲缺乏、恶心等，与抑郁症类似。因此，有类似症状时要检查甲状腺功能。

050 眼球突出一定和甲亢有关吗？

扫一扫，听音频

突眼有内分泌型突眼和非内分泌型突眼之分，甲亢导致的突眼属前者，但突眼并不一定就是甲亢。眼睛的某些局部病变如眼球后出血、眼静脉血栓等，还有一些全身性疾病也可能造成突眼。肝硬化、慢性肺部疾病、近视等造成的突眼都属于非内分泌型突眼，甲功检查一般都是正常的。

051 甲亢患者能做运动吗？

扫一扫，听音频

甲亢患者能适当运动，但要避免剧烈运动。

甲亢患者在日常生活中可以适当运动锻炼，可做能量消耗小的运动，要尽量避免剧烈运动。甲亢患者应避免过度疲劳，尤其是处于急性期或有心脏功能障碍的患者，应适当卧床休息。

另外，甲亢患者还应该戒除烟酒、规律作息、不宜熬夜、减少用眼，还要保持良好心态、避免情绪激动或精神压力过大。

甲减的常见表现有哪些？

扫一扫，听音频

1 精神不振

2 心包积液

3 脉搏变慢

4 容易便秘

5 小腿抽筋

6 食欲缺乏、贫血

7 颈部增粗

8 四肢麻木

9 体重增加（虚胖）

10 皮肤水肿（黏液性水肿）

11 畏寒、乏力

12 反应迟钝

13 记忆力减退

053 甲减不治疗可以吗？

甲减需要治疗。

有人认为甲减只是让代谢慢一些，不治疗也没关系，这种想法是不对的。临床甲状腺功能减退症患者一般有明确的甲状腺功能减退症症状，需要补充甲状腺激素进行治疗。亚临床甲状腺功能减退症的患者是否需要治疗，则应根据情况进行判断。对于成年或老年患者，需要检查是否伴有动脉硬化、血脂紊乱，如果存在这种情况，也需要进行治疗。

054 为什么有的甲减患者皮肤会变黄、泛白？

甲状腺激素缺乏会使类胡萝卜素转化为维生素 A 的功能减弱，导致血液中类胡萝卜素含量升高，形成胡萝卜素血症，表现为皮肤、手掌和足底发黄。

对儿童来说，甲减时促红细胞生成素不足，使红细胞生成减少导致贫血，也是甲减患儿面色苍黄的另一原因。

055 甲减、甲低、钾低是一回事吗？

扫一扫，听音频

甲减、甲低、钾低并不是一回事。

"甲减"和"甲低"都是甲状腺功能减退的简称；"钾低"是血清钾浓度低于正常值，即低钾血症的简称。"钾低"听起来和"甲低"一样，却是两种不同的疾病，治疗手段也不同，所以为了方便区分，甲状腺功能减退常简称"甲减"。

056 甲减患者为什么总是犯困？

扫一扫，听音频

甲减患者因体内甲状腺激素不足，神经系统兴奋性下降，会表现出乏力、嗜睡、精神萎靡等症状，所以会给人以容易犯困的印象，在充分治疗后症状可缓解。

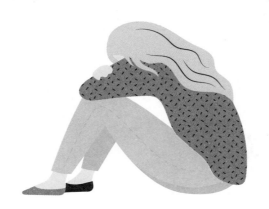

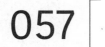

057 甲减容易与哪些疾病相混淆？

扫一扫，听音频

甲减的症状很容易和其他疾病混淆，为了防止误诊，需要注意与以下疾病进行鉴别。

1. 贫血。甲减容易误诊为缺铁性贫血以及失血性贫血等。25%～30%的甲减患者有贫血表现，多见于女性甲减患者，主要与月经量过大、经期延长导致失血过多有关。因此，遇到不明原因的贫血，需要检查甲功，排除甲减。

2. 慢性肾炎。部分甲减患者会出现浮肿、蛋白尿、贫血等类似肾脏病的症状，常被误诊为慢性肾炎。但慢性肾炎患者的甲状腺功能 (T3、T4、TSH) 大多是正常的，而甲减患者的血清 T3、T4 降低，TSH 显著升高。

3. 心包积液。糖尿病引起的心包积液可伴有血糖升高；细菌性心包炎引起的心包积液伴有细菌感染的症状，例如发热和菌血症等。TSH 增高、T3 和 T4 显著降低是原发性甲减的主要鉴别点。

4. 低 T3 综合征。低 T3 综合征又被称为甲状腺功能正常性病态综合征，指非甲状腺疾病原因引起的血中 T3 降低的综合征。严重的全身性疾病、创伤和心理因素等都可以导致甲状腺激素水平改变，其严重程度一般与 T3 降低的程度成正相关，目前多数学者认为这是人体的一种自我保护机制。

058 TSH 水平升高一定是甲减吗？

TSH 水平升高不一定就是甲减。

如果 TSH 升高，患甲减的概率较大，但还需要看 T3 和 T4 水平。

T3 ↓ T4 ↓，TSH ↑，是甲减。

FT3 ↓ FT4 ↓，TSH 明显高于正常值，且 TSH 大于10，则是临床甲减，需要用左甲状腺素钠片及时治疗。

TSH ↑，T3 和 T4 水平正常，则需要看 TSH 升高的范围。如果 TSH 在正常值（不同医院的正常参考值可能不同）上限到 10 之间，一般认为属于亚临床甲减，需要及时筛查甲状腺相关抗体，排除有无其他甲状腺疾病。

此外，亚甲炎等其他疾病也会影响 TSH 的分泌，所以出现 TSH 水平升高的现象，并不一定都是甲减。

059 甲减与阿尔茨海默病有什么关系？

甲减需与阿尔茨海默病相鉴别。

甲状腺激素分泌减少会导致代谢速度减慢，在中老年人群中常表现为记忆力减退、精神抑郁、胡言乱语、反应能力下降等表现，这同阿尔茨海默病的临床表现非常相似，鉴别两者最好的办法就是查甲状腺功能。

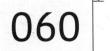 为什么甲减最怕出现
黏液性水肿危象呢？

扫一扫，听音频

当甲减病情极其严重时会出现黏液性水肿危象，即黏液性水肿昏迷，这是甲减最严重的并发症。一旦发生要及时送医院治疗。

甲减危象的症状

1. 嗜睡、严重可昏迷。

2. 低体温（35℃以下）。

3. 血压下降。

4. 呼吸减慢、心动过缓。

5. 四肢肌肉松弛、反射减弱或消失。

甲减危象的诱因

1. 严重全身疾病。

2. 中断甲状腺激素治疗。

3. 感染。

4. 手术。

5. 使用镇静剂、麻醉药。

6. 寒冷。

7. 高龄。

061　什么是亚临床甲减？

扫一扫，听音频

亚临床甲减是指甲减的早期阶段，还没有出现甲减典型症状，完全没有不舒服的感觉或只有不确定的不适，因此更容易被忽视。早发现、早治疗才能避免亚临床甲减对健康的损害。

亚临床甲减只能通过甲状腺功能检查发现。亚临床甲减时 TSH 升高，T3、T4 都在正常范围。

亚临床甲减常见于 4 种情况

1. 亚急性甲状腺炎某一阶段，桥本甲状腺炎中晚期。

2. 治疗甲亢期间药物减量不及时。

3. 放射性碘 -131 治疗后。

4. 甲状腺手术后。

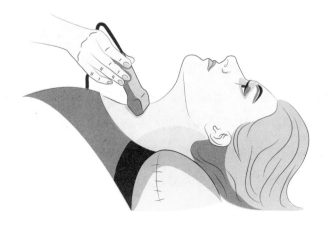

062 女性甲减患者为什么会出现月经紊乱甚至异常泌乳？

女性甲减患者甲状腺激素明显降低时，对下丘脑促甲状腺激素释放激素（TRH）的抑制作用减弱，导致 TRH 升高，刺激垂体产生泌乳素，升高的泌乳素刺激乳房泌乳，有分娩和哺乳史的女性患者泌乳现象更为明显。同时，泌乳素直接抑制下丘脑 - 垂体 - 性腺轴，会造成月经紊乱甚至闭经。

063 甲减患者为什么容易打鼾？

因为甲减患者可能因黏液性水肿出现上呼吸道狭窄，影响呼吸功能。

甲减患者容易打鼾，是因为患者可能出现黏液性水肿等，导致舌体、口咽部周围肌肉水肿肥大，出现上呼吸通道狭窄，影响正常的呼吸功能，睡眠时更容易打鼾。但并不是所有的打鼾都是由甲减引起的，出现打鼾要及时去耳鼻喉科诊断治疗。甲减患者在休息时可以将枕头尽量放低一些，高度和肩一样为好，枕套要勤换洗。

064 为什么甲减患者
会掉眉毛？

扫一扫，听音频

　　这是甲减黏液性水肿造成的一种后果，患者不仅会掉眉毛，还会出现脱发，严重者发生秃顶。因为甲减患者容易贫血，从而影响毛囊的正常功能，而血液中甲状腺激素的减少也会减缓毛发生长更新的速度。

065 甲减患者为什么
容易贫血？

扫一扫，听音频

　　因为甲状腺激素缺乏会影响骨髓造血功能，使促红细胞生成素分泌减少，同时会抑制胃酸分泌，让人食欲下降，阻碍与造血有关的铁、叶酸、维生素 B_{12} 的吸收，久而久之就会导致贫血。女性甲减患者还会出现月经异常、经量多，失血过多更容易造成贫血。当甲减纠正后贫血会逐渐好转，同时甲减患者在日常饮食中要适当多吃一些补铁的食物，以缓解贫血症状。

　　铁元素分两种，血红素铁和非血红素铁，前者多存在于动物性食物中，后者多存在于深色蔬果和全麦食品中。血红素铁更容易被人体吸收，因此补铁应该首选动物性食物，比如牛肉、动物肝脏、动物血等。深色蔬果如西蓝花、芥菜、猕猴桃等富含维生素 C，有利于铁吸收，并且可以补充多种抗氧化物，在日常饮食中也必不可少。严重的贫血患者需要在医生指导下服用铁剂。

066 甲减患者为什么会出现食欲缺乏、腹胀、便秘？

甲减患者由于甲状腺激素缺乏、胃肠黏膜萎缩而影响胃酸分泌，肠道蠕动也会减弱，导致食欲缺乏、进食减少、便秘，有些还会出现麻痹性肠梗阻或巨结肠，表现为腹胀。

甲减患者出现这些状况后，在激素补充治疗的基础上，可以适量增加摄入富含膳食纤维的食物以促进胃肠道蠕动，膳食纤维还可以在大肠中吸收水分，软化大便，起到防治便秘的效果。全麦面粉、糙米、燕麦、豆类、薯类、蔬果等都是膳食纤维的良好来源。在增加膳食纤维摄入的同时，还应适量增加饮水量。

067 感冒咽喉痛，而且越来越痛，是不是得了甲状腺炎？

如果咽喉不舒服，用手按颈前感觉疼痛加重，下颌、耳后都连带着疼，就要去医院检查确认。

亚甲炎常以颈部疼痛或发热为最初症状，发热时一般会伴有乏力、头痛、肌肉酸痛等，常会被误以为是普通感冒。因此出现症状一定要到医院检查，避免误诊。

亚甲炎与桥本甲状腺炎有什么不同？

扫一扫，听音频

亚甲炎和桥本甲状腺炎的区别主要有以下几方面。

1. 发病原因。亚甲炎的发生往往与病毒感染有关。桥本甲状腺炎是免疫系统自行破坏甲状腺所致。

2. 临床表现。亚甲炎患者在临床上表现为脖子痛、发热等症状。桥本甲状腺炎在临床上基本没有什么症状，除非发生甲状腺功能改变。

3. 化验指标。亚甲炎患者甲状腺过氧化物酶抗体和甲状腺球蛋白抗体通常正常，红细胞沉降率增快，初期有甲亢的化验指标表现。桥本甲状腺炎患者甲状腺过氧化物酶抗体或者甲状腺球蛋白抗体升高，红细胞沉降率不快，可以没有甲亢表现或有甲减表现。

4. 治疗。亚甲炎要多喝水，服用非甾体抗炎药或者是激素治疗。桥本甲状腺炎如果不伴有甲亢或者甲减，只需监测甲状腺功能就可以。

069 桥本甲状腺炎会对患者的甲状腺有什么影响?

桥本甲状腺炎对患者甲状腺的影响可能有：短暂的类似甲亢症状出现、甲状腺功能减退等。

扫一扫，听音频

1.短暂的甲亢发作。部分患者会表现出短暂的甲状腺功能亢进，症状有体重减轻、易怒和心悸，一般情况下不需要治疗就能自行痊愈。

2.甲状腺功能减退。由于甲状腺细胞大量死亡，甲状腺激素合成不足，患者会表现出甲状腺肿、面部水肿、无精打采、关节疼痛、怕冷等甲减症状。

070 儿童桥本甲状腺炎有什么特点?

扫一扫，听音频

儿童桥本甲状腺炎是一种比较常见的自身免疫性疾病，具有一定的遗传易感性。早期，大部分患者无症状，仅在血液检查中显示甲状腺过氧化物酶抗体和甲状腺球蛋白抗体阳性。随着病情逐渐发展，会出现甲状腺功能减退的症状，如甲状腺肿大、质地坚硬，临床出现疲劳、怕冷、体重增加、记忆力减退、反应迟钝、抑郁、便秘、肌肉痉挛等表现。

071 桥本甲状腺炎和甲亢会同时发生吗？

桥本甲状腺炎和甲亢是可以同时发生的。

桥本甲状腺炎一般是由自身免疫系统引起的，也可能跟遗传因素有关。桥本甲状腺炎患者一般情况下不会出现明显症状，如果伴有甲亢，可能会出现体重下降、口渴、心情烦躁等症状。如果桥本甲状腺炎和甲亢同时发生，一定要及时到医院就诊。

072 桥本甲状腺炎会使甲状腺结节癌变的可能性增加吗？

桥本甲状腺炎与恶性甲状腺结节的发生关系密切，要根据患者的具体情况判断。

因为桥本甲状腺炎是一种自身免疫性甲状腺疾病，与癌变没有直接关系。如果甲状腺结节是良性的，癌变的可能性很低。如果甲状腺结节本身就是恶性的，需及时手术治疗。因此，如果桥本甲状腺炎合并恶性结节，要及时检查就医，以免耽误病情。

甲状腺肿可以自检吗？

扫一扫，听音频

甲状腺肿是可以自检的。

自检方法：

1. 手持一面镜子，把颈部完全裸露出来，头抬高后仰，使颈部充分展示在镜子前。观察甲状腺的位置：两侧是否对称，是否出现肿大。

2. 并拢食指、中指、无名指，沿脖子两侧从上到下轻触甲状腺，感受有无肿大或者结节。

3. 吞咽口水，感受颈部随吞咽动作上下活动的部位，手持镜子观察这个部位是否有上下移动的肿块，同时用手指触摸是否有软的鼓包、小肿块、硬的小结节。

甲状腺肿到能看得见的时候已经到了"Ⅱ度"的程度，不一定需要治疗，但最好及时就医。

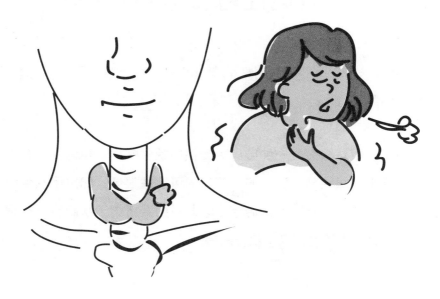

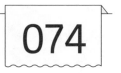

074 甲状腺肿有哪些临床表现？

扫一扫，听音频

单纯性甲状腺肿最常见的表现就是颈部肿大。

正常的甲状腺是看不到也摸不到的，甲状腺肿根据严重程度可以分为三度：

Ⅰ度：看不到但能摸到。

Ⅱ度：能看到但是没有超过胸锁乳突肌。

Ⅲ度：肿大超过胸锁乳突肌。

胸锁乳突肌是颈部众多肌肉中最大最粗的一条肌肉，负责头颈向各方向运动，左右各一条。从耳朵后面凸起的骨头（即乳突）开始，到前颈部的胸骨及锁骨处即为胸锁乳突肌，用力把头转到一侧，就可以看到或摸到。

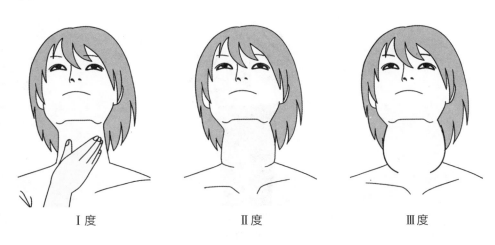

Ⅰ度　　　　　　　　Ⅱ度　　　　　　　　Ⅲ度

第三章

诊断篇

必要检查不可少

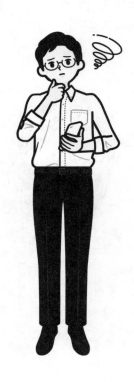

一图读懂本章要点

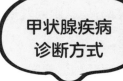

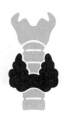

甲状腺疾病诊断方式

① 问诊

患者就诊的时候，医生首先会通过询问各种各样的问题了解病情，患者在就诊前要对自己的症状表现有所了解。

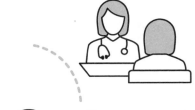

② 触诊

医生通过对甲状腺的触摸来检查甲状腺的状态。

④ 甲状腺影像检查

甲状腺相关疾病可以通过触诊发现，但是如果程度低或者异常轻微，触诊有局限性，这时可以通过甲状腺影像检查，较细致地掌握甲状腺的状态。

③ 甲状腺功能检查

甲状腺功能检查是通过抽血进行的内分泌检查，可以通过血液中甲状腺激素水平看出甲状腺功能的情况。

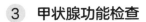

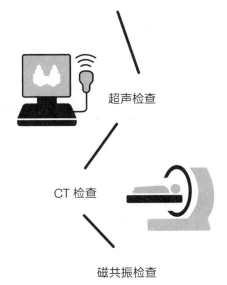

超声检查

CT 检查

磁共振检查

出现什么症状就应该做甲状腺检查了？

扫一扫，听音频

在生活中，一部分甲状腺问题是有预兆的，出现以下症状时就要重视，尽早做甲状腺检查。

1. 情绪异常。甲状腺激素分泌异常会影响一个人的情绪，过少容易导致情绪低落或抑郁，过多容易导致易怒、烦躁或焦虑。

2. 睡眠异常。如果出现每天都很想睡觉，感觉怎么睡都睡不够，就要敲响警钟了，这有可能是甲状腺激素分泌不足引起的。如果甲状腺激素分泌过多，则会出现睡不着或睡眠时间变短。

3. 反应力异常。甲状腺激素分泌过多，会让人难以集中注意力；甲状腺激素分泌过少，则会让人健忘、反应迟钝。

4. 出汗异常。甲状腺激素分泌增多，会让皮肤变得潮湿、多汗；而甲状腺激素分泌减少会使汗液、皮脂分泌减少，导致皮肤干燥、粗糙，指甲脆，头发枯黄干燥等。

5. 体重异常。如果饮食和运动习惯都没有改变，体重却骤增或骤减，可能是甲状腺出了问题。如果甲状腺激素分泌过少，体重会明显增加；反之，体重会明显减轻。

6. 心跳异常。感觉心脏要从胸腔里跳出来或者心跳好像漏跳几拍，都有可能是甲状腺激素分泌过多引起的心悸。

7. 食欲异常。甲状腺激素异常会在一定程度上影响味觉和嗅觉。甲状腺激素过多会导致食欲大增，但体重会下降。

8. 脖子外形异常。如果脖子看起来变粗，就要警惕是不是甲状腺肿大，严重时还会影响发声、吞咽和呼吸。

甲状腺功能检查到底是做三项还是五项？

扫一扫，听音频

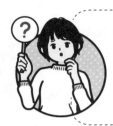

"医生，我想做甲状腺功能检查，但是甲状腺功能分为甲状腺功能三项和甲状腺功能五项，到底是做三项还是五项呢？"

甲状腺功能检查简称为甲功检查，是通过抽血进行内分泌检查，分为"甲功三项"和"甲功五项"。甲功三项指的是 TSH、FT3、FT4，甲功五项指的是 TSH、FT3、FT4、T3、T4。

甲状腺功能早期筛查、体检时，往往检查三项就足够了，因为甲功三项足以反映甲状腺功能的情况，但是对于已经存在甲状腺功能异常且在服药的患者，建议由经诊医生决定做三项还是五项。

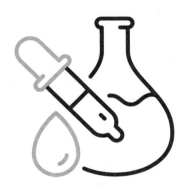
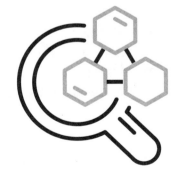

FT3、FT4 与 T3、T4 有什么区别？

扫一扫，听音频

TSH、T3、T4、FT3、FT4 都是甲状腺功能检查的指标，它们之间有什么区别呢？下面的比喻在一定程度上说明了这些指标的关系。

甲家，甲状腺里的细胞，住着一位叫 TBG（即甲状腺结合球蛋白）的姑娘，因为太宅没机会认识男生，找对象全靠热心亲友 TPO（即甲状腺过氧化物酶）介绍。

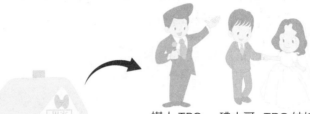

媒人 TPO　碘小哥　TBG 姑娘

TPO 成功地把碘小哥介绍给 TBG 姑娘，二人喜结连理，不久有了 T3、T4，即甲状腺激素两兄弟。

别总宅在家里了，跟我去闯一闯。

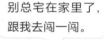

TSH

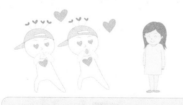

外面世界诱惑大，T3、T4 遇到了"蛋白女孩儿"，双双坠入爱河，绝大多数变成结合型 T3、T4，从此只顾儿女情长，对甲家贡献不大。

转眼 T3、T4 长大了，大表哥 TSH（促甲状腺激素）催促兄弟俩出去干一番事业。

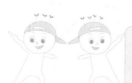

也有少数 T3、T4 仍是单身狗，变成 FT3、FT4（F 即 free，也就是游离 T3、T4），继续为甲家发挥作用，甲亢、甲减就跟它们有关。

078 甲状腺 CT 和 MRI 检查的意义是什么？

一般来说，针对甲状腺的影像学检查，最常用的是超声，CT 和 MRI 有时也有重要作用。

扫一扫，听音频

CT 检查

CT 是利用计算机技术对人体进行断层扫描并成像，还可以通过电脑获得 3D 图像进行观察，对发现病变部位意义重大。

躺在就诊床上，在 CT 装置内移动，可以得到任意层面的图像。

检查时间短。

不能或谨慎做 CT 检查的人群

1.CT 使用放射线，妊娠期及哺乳期女性如需检查应咨询放射科医师。

2. 对 X 射线高度敏感或不宜接触 X 射线者，如再生障碍性贫血患者等。

3. 对碘对比剂过敏者、甲亢患者以及严重脏器功能衰竭者不宜做增强 CT 扫描。因目前增强 CT 常用含碘的对比剂（即造影剂），甲亢患者碘摄入过多会加重病情。

检查注意事项

1. 检查时需要去掉耳环、项链、含金属的衣物、纽扣、皮带、手机、钱包及钥匙等，以免对图像造成干扰。

2. 检查时按照医生要求摆好体位，保持不动直至检查完毕。

3. 避免短时间内多次做此类检查，以免辐射量累积过大。

4. 对于非检查部位（尤其是生殖器官），必要时可用铅衣进行防护。

MRI 检查

MRI 检查是使用电磁波进行断层摄影并成像。

无放射性，妊娠期及哺乳期女性也可以进行检查。

检查时间较长，15～90 分钟。

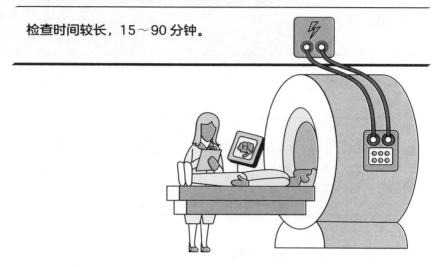

不能或谨慎做 MRI 检查的人群

1. 装有心脏起搏器的人。

2. 需要监护设备的危重患者。

检查注意事项

1. 检查前需要拿掉金属物品，如手表、首饰、假牙、金属纽扣等。

2. 体内有弹片、钢钉、假关节等铁磁性物质的患者，需要咨询医生，做 MRI 检查时需要严密观察，以防意外。

3. 肾功能不全、过敏、凝血功能不好者慎用造影剂。

4. 处于仪器中噪声较大，需做好心理准备。扫描开始时不要乱动，如果出现不适随时告知医生。

079 核素扫描、细针穿刺
需要注意什么？

扫一扫，听音频

核素扫描的注意事项

1. 由于核素扫描的场所属于放射性工作场所，所以患者在注射药物后等候检查时最好不要随意走动。

2. 进行核素扫描一般在注射药物 2～4 小时后，通常会持续 20～40 分钟，患者需要平躺检测。如果不能平躺，比如腰部疼痛或有伤等，需要咨询医生，在医生指导下进行检查。

3. 保持衣物干净整洁，以免在检查扫描时形成夹影，使检测结果出现误差。

细针穿刺的注意事项

1. 心情放松，年龄较大的患者最好有家属陪同，不要空腹，以免发生低血糖、晕针等，但也不要吃太饱。

2. 衣物要干净整洁，尽量穿低领衣服，不要戴饰品，如项链、耳环等。

3. 如果颈部皮肤有感染，或者正处于感冒咳嗽期，可能会影响在穿刺时的进针和准确性，最好延迟穿刺。

4. 如果长期服用抗凝药物等，则需要在穿刺前停药 2～3 天，并将相关情况告诉医生，避免内出血压迫气道，出现呼吸困难等危险情况。

080 筛查甲状腺结节最准确的方法是什么？

扫一扫，听音频

筛查甲状腺结节最准确的是甲状腺彩超。

甲状腺彩超检查确诊甲状腺结节是很准确的，99.9% 的结节都可以被发现，还可以检查出结节的部位、大小、数目、囊性或实性。患者检查时最好去正规医院，因为老旧仪器可能会出现一些误差，影响诊断的准确性。

081 甲状腺结节为什么要做穿刺？

扫一扫，听音频

甲状腺结节做穿刺一般是为了明确其性质，为后续治疗提供依据。

超声检查虽然敏感性较好，可以对甲状腺结节的良恶性进行初步判断，但无法做到病理学诊断，难以查明具体病情。如果超声检查有甲状腺结节恶性特征，患者最好进行甲状腺结节超声引导穿刺。从甲状腺结节以及周围可疑的淋巴结中抽取部分组织样本，进行病理学诊断，才能确定甲状腺结节的良恶性，制订更加合理的治疗方案。如果穿刺结果确定为良性，则不必过于担心，根据情况进行观察或治疗即可。

甲状腺结节为什么还分热、温、冷？

扫一扫，听音频

扫描检查甲状腺时，根据显影剂在甲状腺结节内的不同显示情况，可分为热结节、温结节、冷结节，这些不同程度的显影状态有助于医生诊断甲状腺结节的病因。

正常甲状腺显像

甲状腺双叶呈蝴蝶状，双叶内放射性分布均匀。

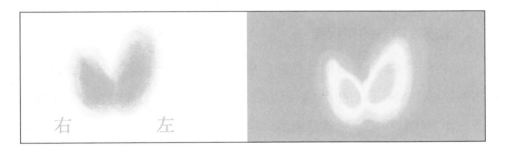

出现热结节的甲状腺

热结节是结节的放射性显影高于周围的甲状腺组织。从图中可以看出甲状腺双叶失去正常形态，显影剂在甲状腺结节内显影浓密，右叶是一个类似圆形的放射性分布浓密区，左叶轮廓不清晰，放射性分布稀疏。提示多为良性，恶性概率较低。

出现温结节的甲状腺

温结节的放射性显影与周围甲状腺组织的显影相同。从图中可以看出显影剂在甲状腺结节内的显影与周围正常的甲状腺组织一样。左叶位置放射性分布与周围甲状腺组织相近，没有稀疏区。

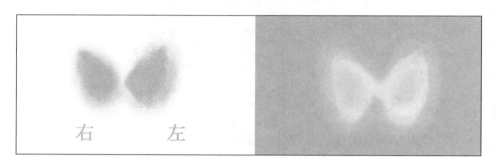

出现冷结节的甲状腺

冷结节基本没有放射性显影。从图中可以看出显影剂在甲状腺结节内的显影比周围正常的甲状腺组织要弱。右叶中间部分放射性分布缺失。多提示为甲状腺癌、甲状腺囊肿、甲状腺腺瘤出血或囊变、亚甲炎急性期等。

在冷结节中甲状腺癌占 5%～10%，因此冷结节并不等于甲状腺癌。

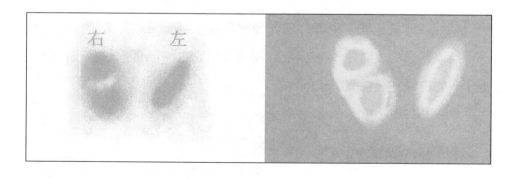

083 甲状腺结节穿刺会引起恶性肿瘤的扩散吗?

扫一扫,听音频

根据目前的资料,甲状腺结节细针穿刺诊断是安全的,一般不会导致肿瘤扩散。

甲状腺癌多数发展较缓慢,需要通过穿刺进行确诊。进行穿刺时一般会使用细针,细针对正常的组织和肿瘤创伤较小,其穿刺吸取的组织藏在针芯中,不会污染其他组织,通常不会引起肿瘤扩散。需要注意的是,穿刺后在局部形成伤口,会有出血和感染的风险,所以在伤口恢复期内要保持伤口及其周围的清洁、干燥。

084 甲状腺结节良恶性的鉴别要点有哪些?

扫一扫,听音频

甲状腺结节不是单纯的一种疾病,而是一类疾病的统称。大部分都是良性的,对身体影响不大。

甲状腺囊性病变:简单说就是甲状腺里长了一个囊肿,属于良性。

甲状腺腺瘤:甲状腺腺体过度生长形成的一种肿瘤,但大多属于良性。

甲状腺恶性肿瘤:甲状腺结节的恶性病变,有一小部分可能伴有甲亢。

结节性甲状腺肿:主要是由甲状腺长期慢性增生所致,大部分属于良性病变。但是因为结节性甲状腺肿属于对发性,可能隐藏有恶性结节,需要检查确诊。可能会伴有甲亢。

得了甲状腺结节，癌变概率有多大？

扫一扫，听音频

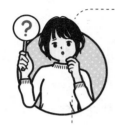

"39岁的蔡女士的同事最近被查出患了甲状腺癌，她听说甲状腺癌发病率挺高的。她最近也感觉脖子上似乎有个肿块，随着吞咽上下移动，上网一查好像是甲状腺癌的前兆，吓得她赶紧去医院检查。经医生确诊只是普通的甲状腺结节。甲状腺结节癌变的概率大吗？"

大部分甲状腺结节都是良性的，其中有 5%～15% 可能是甲状腺癌。定期复查甲状腺超声是鉴别良恶性的重要手段。

甲状腺结节如果有下列情况，要警惕恶性的可能。

1. 短期内突然增大。

2. 产生压迫症状，如出现声音嘶哑或呼吸困难。

3. 肿块质地硬，表面粗糙不平。

4. 肿块不随吞咽上下活动。

5. 颈部淋巴结肿大。

甲亢如何诊断？

扫一扫，听音频

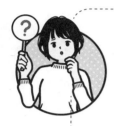

"刘先生最近总是肚子不舒服，每天都要泻四五次，他觉得可能是消化不好，得了肠胃炎，就自行吃药治疗。可是半个多月也没好转，人也消瘦不少，就去医院挂了消化科，但是医生建议他去内分泌科看看甲状腺，最后确诊为甲亢。甲亢应如何诊断呢？"

甲状腺激素有促进新陈代谢的作用，又能直接作用于胃肠道，使其蠕动增快，所以甲亢患者会出现大便次数增多、大便稀溏。许多患者以为是消化道的问题，如肠胃炎。

甲亢需结合临床表现和血液检测综合诊断，检查单上最常见的是：T3↑，FT3↑，T4↑，FT4↑，TSH↓，TRAb 正常或↑。因为甲亢是由于甲状腺分泌 T3、T4 过多导致的，所以 T3、FT3、T4、FT4 数值是升高的。也有部分甲亢患者只表现为 T3、FT3↑，T4、FT4 正常。

087 为什么甲亢患者还要检查肝功能和血常规？

扫一扫，听音频

甲亢患者检查肝功能和血常规是非常必要的。

甲亢容易伤害身体的肝脏和造血系统，通过检查肝功能和血常规可以了解其影响程度。除了甲亢本身引起的肝功能和造血系统异常，多数抗甲状腺药物也会产生肝损害、过敏、自身免疫性血小板减少等潜在风险，加重肝功能和血常规的异常。所以在用药治疗时也需要定期检查肝功能和血常规。

088 更年期女性生理变化和甲亢有什么区别？

扫一扫，听音频

更年期女性会出现一些和甲亢类似的症状，如心慌、乏力、失眠、脾气暴躁等，但二者有明显区别。

女性在更年期出现的一系列症状是由于性激素波动或减少导致的。而甲亢是一种器质性疾病，通过抽血化验甲状腺功能就能区别出来。

更年期女性不会出现眼球外突以及脖子粗大症状，但甲亢患者会出现眼球外突和脖子粗大等现象。

在甲功检查时，甲亢患者一般血液中的 T3、T4 升高，TSH 降低。更年期女性血液中的甲状腺功能指标多是正常的。

089 甲亢需要做哪些检查？

扫一扫，听音频

甲亢的检查有甲状腺功能检查、甲状腺抗体测定、甲状腺彩超等。

甲状腺功能检查：主要包括促甲状腺激素（TSH）、总甲状腺素（TT4）、游离甲状腺素（FT4）、总三碘甲状腺原氨酸（TT3）、游离三碘甲状腺原氨酸（FT3）含量的检测。甲状腺功能出现变化时，促甲状腺激素的变化比甲状腺激素更为显著，FT4 和 FT3 水平不受甲状腺激素结合球蛋白的影响，能够反映甲状腺的状态。

甲状腺抗体测定：有助于明确疾病的病因，如甲亢患者的促甲状腺激素受体抗体水平升高，表明病因是 Graves 病。在治疗时，甲状腺抗体测定还可用于判断药物的疗效，作为停药及判断预后的参考指标。

甲状腺彩超：能看出甲状腺血流分布、甲状腺的大小和甲状腺的形态，甲亢患者表现为甲状腺动脉血流速度增快。

此外，甲状腺核素扫描和甲状腺吸碘率也是甲亢诊治中的常用检查。

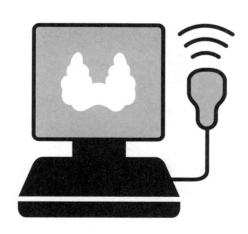

090 如何诊断新生儿甲亢？

新生儿甲亢的诊断主要通过血液检查。

一般新生儿出生后都会采取足跟血，在正常情况下，新生儿血液中甲状腺激素水平 TT4 正常值为 142～310nmol/L（纳摩尔 / 升），FT4 正常值为 11.5～22.7pmol/L，TSH 水平也在正常范围内。如果新生儿血液中的 TT4、FT4、TT3、FT3 均升高，TSH 值下降，一般可以诊断为甲亢。此外，如果母亲患有甲亢，过多的甲状腺激素会通过胎盘进入胎儿体内，所以新生儿也有很大可能患甲亢。新生儿出生后如果眼球突出、甲状腺肿大、哭闹不止，伴有呼吸急促等症状，一般就要考虑患有新生儿甲亢的可能，并做进一步检查确诊。

091 药物治疗 Graves 病过程中为什么会出现甲减？

Graves 病本身一般不会引起甲减。如果 Graves 病患者在治疗过程中出现甲减，可能是患者在使用抗甲亢药物治疗的过程中没有定期监测甲状腺功能，没有及时调整甲巯咪唑的药物剂量，从而引起暂时性药物性甲减。此外，Graves 病进行放射性碘 -131 治疗后，也可能会出现一过性甲减或永久性甲减。

092 甲亢患者在开始药物治疗前，需要做哪些检查？

扫一扫，听音频

　　甲亢的治疗方式主要有药物、手术和放射性碘治疗，其中药物治疗是目前我国最常采用的治疗手段。但甲亢患者在开始药物治疗前，需要做一些身体检查。这些检查包括甲状腺功能、血常规和肝功能。只有血常规和肝功能基本正常，才可以进行抗甲亢药物治疗，以确保安全。在治疗时还需根据甲状腺功能、血常规和肝功能的数据决定是否继续药物治疗以及如何调整药物剂量。

093 甲减如何诊断？

扫一扫，听音频

　　甲状腺功能减退可以通过以下指标进行诊断。

　　1. 血清甲状腺激素和血清促甲状腺激素。TT4、FT4 降低是诊断甲减的必备指标，甲减严重时 TT3 和 FT3 也降低。血清 TSH 增高，是进一步判断患者为中枢性甲减还是原发性甲减的依据。亚临床甲减时仅有血清 TSH 增高，TT3、FT3、TT4、FT4 正常。

　　2. 甲状腺自身抗体。血清 TPOAb（抗甲状腺过氧化物酶的抗体）和 / 或 TgAb（甲状腺球蛋白抗体）阳性，可初步判断为自身免疫性甲状腺疾病所致的甲减。

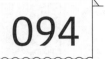

094 甲减会引起血脂升高吗？

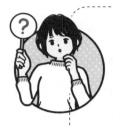

"医生，我今年 46 岁，平时饮食很清淡，很少吃肉，每天也会运动锻炼，但在最近一次体检中发现血脂很高。体检后发现甲状腺彩超结果异常，甲状腺功能检测结果显示甲状腺功能低下，为什么会出现这种情况？"

甲减会引起血脂升高。

脂类是身体必不可少的物质，人体热量的供给、细胞膜及各种激素的合成都需要脂类。甲减时，甲状腺激素分泌减少，血脂利用率下降，排泄也减少，容易导致血脂异常。对于甲减引起的血脂异常，首先需用甲状腺素片进行补充治疗，待甲状腺功能完全正常后再复查血脂，此后再决定是否进行调脂治疗。

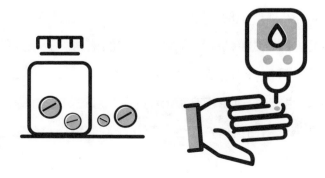

095 亚甲炎需要做哪些检查才能诊断？

亚甲炎的主要症状是颈部疼痛和不适，可通过以下常规检查来诊断。

1.甲状腺功能检查。甲亢期血清T3、T4升高，TSH降低，甲状腺碘-131摄取率显著降低，呈现甲状腺分离现象（即血清甲状腺激素水平升高但摄碘-131率下降的现象）。通过检查甲状腺功能，可根据具体情况判断是否需要药物治疗。

2.甲状腺彩超。甲状腺彩超可以有回声减低，典型特征为多灶或弥漫性低回声。此外，还可以确定甲状腺大小、峡部厚度及是否有结节占位性病变等。

3.血常规检查。根据检查结果可以判断是否为病毒感染引起的亚甲炎。

4.血沉检查。红细胞沉降率增快是亚甲炎早期特征之一。

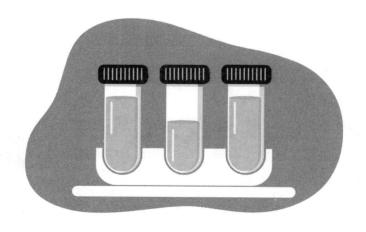

096 甲减会影响人体生长发育吗？

甲减会影响人体生长发育。

甲状腺激素是人体主要的代谢调控激素，也是调控生长的重要激素。甲状腺激素具有促进组织分化、生长与成熟的作用，是人体正常运转不可缺少的激素。因此，甲减患者的甲状腺激素水平不足会同时影响身体生长和大脑发育。胎儿如果缺少甲状腺激素，大脑发育会出现明显障碍。儿童如果患有甲减，就会出现生长发育缓慢、智力低下，严重者会导致克汀病。

097 女性孕期想要进行甲状腺检查，应该去产科还是内分泌科？

孕期进行甲状腺检查可以去产科，也可以去内分泌科。

一般情况下甲状腺功能检查属于怀孕早期的常规检查项目。因为母体的甲状腺功能会影响胎儿的生长发育，严重的还可能造成流产、死胎或早产。

如果孕妇为健康状态且无甲状腺疾病家族史，可由产科医生根据情况开单检查，必要时可以请内分泌科医生一起会诊。如孕妇原有甲状腺疾病，则发现怀孕时立即去内分泌科就诊更为稳妥。

098 如何诊断桥本甲状腺炎？

扫一扫，听音频

桥本甲状腺炎可以从病因、甲状腺彩超、血常规等方面进行诊断。

桥本甲状腺炎原来需要通过甲状腺组织的病理切片进行诊断。现在通过彩超特点结合甲状腺过氧化物酶抗体（TPO-Ab）和／或甲状腺球蛋白抗体（Tg-Ab）测定，即可临床诊断桥本甲状腺炎。

甲状腺彩超：桥本甲状腺炎表现为弥漫性甲状腺肿，可见网格状高回声。

血清学检查重点注意 TPO-Ab 和 Tg-Ab，强阳性对诊断有很大帮助。

099 孕妇或乳母能否做甲状腺摄碘率检查？

扫一扫，听音频

孕妇或乳母不能做甲状腺摄碘率检查。

甲状腺摄碘率检查不适合孕妇或乳母，因为放射碘 -131 可以通过胎盘和乳汁进入胎儿和孩子的体内，胎儿的甲状腺在第 12 周就有摄碘功能，放射碘 -131 可能对胎儿或孩子的甲状腺造成不良影响，影响身体发育。

第四章

饮食篇

选对食物心不慌、病不找

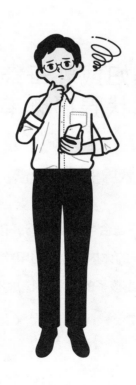

一图读懂本章要点

甲状腺疾病患者的一日三餐要合理安排，特别是对含碘食物的选择，以帮助甲状腺疾病的康复。

人体主要从食物和水中摄取碘，其中 80%~90% 来自食物，10%~20% 来自饮水。

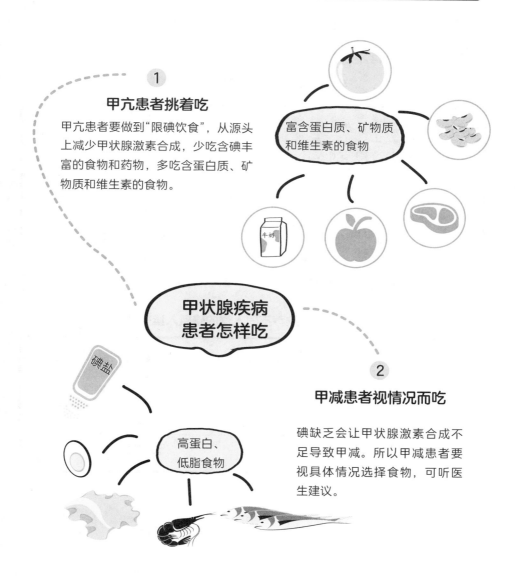

1

甲亢患者挑着吃

甲亢患者要做到"限碘饮食"，从源头上减少甲状腺激素合成，少吃含碘丰富的食物和药物，多吃含蛋白质、矿物质和维生素的食物。

富含蛋白质、矿物质和维生素的食物

牛奶

甲状腺疾病患者怎样吃

碘盐

2

甲减患者视情况而吃

碘缺乏会让甲状腺激素合成不足导致甲减。所以甲减患者要视具体情况选择食物，可听医生建议。

高蛋白、低脂食物

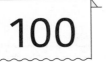 **每天到底需要摄入多少碘？**

扫一扫，听音频

因为年龄、种族、身高、体重等差异，人体对碘的生理需求量也是有差别的。在科学的食碘标准中，我国的推荐摄入量和世界卫生组织推荐的摄入量也略有差别，但总的来说差异不大。

我国不同人群推荐碘摄入量标准

1～10 岁儿童	90 微克 / 天
11～13 岁儿童	110 微克 / 天
14～18 岁及成人	120 微克 / 天
孕期女性	230 微克 / 天
哺乳期女性	240 微克 / 天

注：数据来源《中国居民膳食营养素参考摄入量 2022》。

世界卫生组织推荐不同人群的碘摄入量标准

0～5 岁儿童	90 微克 / 天
6～12 岁儿童	120 微克 / 天
12 岁以上儿童及成人	150 微克 / 天
孕期和哺乳期女性	250 微克 / 天

甲状腺疾病患者该怎么选择盐？

扫一扫，听音频

现在市面上有各种类型的盐，到底要怎么选择呢？按照碘含量的多少，食盐主要分为碘盐、无碘盐、低碘盐三类。大部分健康人群和一部分甲状腺疾病患者正常食用碘盐就可以，其他甲状腺疾病患者是否需要低碘盐或无碘盐可以根据医嘱选择。

碘盐

按照我国《食用盐碘含量》的国家标准，普通碘盐有三档水平，分别为每100克盐中含有2000微克、2500微克、3000微克碘，不同地区碘盐的含碘量可能会稍有区别。在普通碘盐的营养成分表上有时也会出现每100克盐含有2250微克碘。

营养成分表

项目	每100克	NRV%
能量	0 千焦	0%
蛋白质	0 克	0%
脂肪	0 克	0%
碳水化合物	0 克	0%
钠	38962 毫克	1948%
碘	2250.0 微克	1500%

注：NRV% 为营养素参考值百分比，表示所含的营养成分提供人体一天需求量的百分比。

低碘盐

低碘盐的包装上会标出"低碘盐"三个字，每100克盐中含有2000微克碘，比普通碘盐含碘量略低。

营养成分表

项目	每100克	NRV%
能量	0 千焦	0%
蛋白质	0 克	0%
脂肪	0 克	0%
碳水化合物	0 克	0%
钠	37300 毫克	1865%
碘	2000.0 微克	1333%

无碘盐

无碘盐的包装上会特别标出"无碘盐"三个字，在营养成分表上没有碘。是否食用无碘盐需要遵医嘱，甲状腺疾病患者不可自行决定。一般甲亢、甲状腺癌术后放射碘-131治疗前、甲状腺结节合并甲亢等甲状腺疾病患者应食用无碘盐。

营养成分表

项目	每100克	NRV%
能量	0 千焦	0%
蛋白质	0 克	0%
脂肪	0 克	0%
碳水化合物	0 克	0%
钠	39298 毫克	1965%

低钠盐

除了碘盐，在超市中还能看到很多包装上标有"低钠盐""加锌盐""加铁盐""加钙盐"等其他类型的盐，这些盐中的含碘量跟普通碘盐相同，健康成年人不用在这些盐上太过纠结，肾病、高血压患者可以选择低钠盐。

营养成分表

项目	每 100 克	NRV%
能量	0 千焦	0%
蛋白质	0 克	0%
脂肪	0 克	0%
碳水化合物	0 克	0%
钠	31189 毫克	1559%
碘	2500.0 微克	1667%
钾	10383 毫克	519%

其他盐

此外，日常还可以看到一些标注"海盐""湖盐"和"竹盐"等字样的食用盐，其实是指盐的出处，不属于低碘盐或无碘盐，含碘量跟普通碘盐一样。

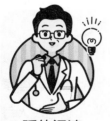

延伸阅读

判断碘摄入量最敏感的指标是什么？

碘参与甲状腺激素的合成，甲状腺激素发挥作用后又会释放出碘，所以正常情况下人体排出的碘即为摄入的碘。人体摄入的碘约 90% 随尿液排出，10% 随粪便排出，还有少量随汗液排出。碘在人体中处于一个动态平衡的状态，吃得多，尿碘水平就高，吃得少，尿碘水平就低，因此尿碘是判断碘摄入量最敏感的指标。

102 不直接服用碘类药物就可避免碘摄入过量吗？

不直接服用碘类药物并不能避免碘摄入过量。

　　除了碘类药物，一些口服或者皮肤用药中也会含有大量的碘，比如一些止咳糖浆和祛痰剂、抗心律失常的药物胺碘酮，以及一些复合维生素制剂也可能含碘。除了以上药物之外，日常饮食中也有含碘食物。如果已经出现甲亢，在用药及饮食等方面需要遵医嘱，以免加重病情。

103 碘盐可以防辐射？

碘盐可以防辐射这个说法是不科学的。

　　"碘盐防辐射"的原理：通过食用碘盐让身体中的碘饱和，这样接触放射碘 -131 的时候就无法在甲状腺沉积，可避免辐射伤害。

　　首先，从理论上说，这方法不能防除放射性碘以外的其他辐射。其次，这个理论并不现实，单是让身体中的碘饱和这一点就不可能实现。国家规定碘盐标准中碘含量上限是 30 毫克 / 千克，想要达到饱和状态每人每天至少要食用 4 千克以上的碘盐，完全超出身体的承受范围。所以用碘盐防辐射是不可能的。

104 适碘饮食要吃多少碘？

适碘饮食只要正常吃饭即可。

按照健康标准每人每天食盐量不超过5克，正常饮食基本能满足每天碘的适宜摄入量。健康人群和甲状腺功能正常的单纯甲状腺结节患者均适用。

105 限碘饮食具体要怎么做？

限碘饮食主要适用于甲亢、甲状腺结节伴甲亢、各种甲状腺炎伴甲亢，以及需要进行放射碘 -131 治疗的甲状腺癌患者。

"限碘"从字面意义看就是限制富碘食物，尽量做到"4 个不"。

不吃碘盐。买盐时先看成分表，没有"碘"这一项的就是无碘盐，外包装上也会标注"无碘盐"。

不吃含碘的营养保健品。一些复合维生素、微量元素等营养保健品中都可能含碘，吃之前要先看成分表。

不吃海产品。海带、紫菜、海苔、海杂鱼等含碘量高的海产品就不要吃了，选择含碘量相对低的淡水鱼，但也要适量食用。

不吃添加盐的加工食物。咸菜、泡菜、火腿、豆干、薯片、面包、饼干等腌制食品、加工食品、各种零食糕点都应避免食用。如果条件允许，这些食物可以自己动手做不添加盐的。

106 预防地方性甲状腺肿需要额外补碘吗？

　　地方性甲状腺肿主要是由于碘缺乏导致，因此预防重点在于补碘。随着加碘盐的普及，该病已极少见。平时生活中如无特殊状况，按当前食盐加碘比例，碘盐中的碘已经可以满足成人每日需求量，不需要额外补碘。虽然女性在妊娠期需要补充更多的碘，但是食用碘盐，加上每周1~2次食用海带、紫菜等富含碘的食物，一般都能满足碘的摄取需求。

107 甲状腺结节合并甲亢，饮食上要注意什么？

　　检查出甲状腺结节后一定要查下甲状腺功能，明确是否伴有甲亢。如果出现甲亢症状，就要严格限碘饮食，即食用无碘盐、不吃高碘海产品，还要尽量避免使用含碘药物。此外，需要适量增加优质蛋白质的摄入，多喝水，补充甲亢带来的能量消耗，同时要禁咖啡、浓茶等，避免加重甲亢带来的精神亢奋。

　　当然，对于合并甲亢的甲状腺结节，仅靠饮食调整是远远不够的，正规诊治是关键。

108 患了甲亢是不是一点碘都不能摄入？

扫一扫，听音频

甲亢患者并不是一点碘都不能摄入。

首先，彻底的禁碘饮食是做不到的，食物和水中含有的少量碘不能被彻底清除。其次，彻底禁碘也无必要。减少碘摄入的目的是减少合成甲状腺激素的原料，使甲亢时合成甲状腺激素的产量有所下降，并非靠不供应碘来达到治疗目的。目前更倾向于在甲功控制正常后，恢复正常碘盐摄入，但饮食中仍要忌含碘丰富的食物，如海带、紫菜等。

109 甲亢治愈后还要限碘饮食吗？

扫一扫，听音频

甲亢治愈后不需要限碘饮食。

如果经过药物或放射碘 -131 等治疗后，甲亢被治愈了，可以不必再限碘饮食。烹饪时可以使用碘盐，也可以吃海鲜。但是，如果是抗甲状腺药物治疗后可停药的情况，因其易复发，停药后短时间内仍建议暂时低碘或适碘饮食。

110 甲亢患者饮食上适宜什么食物？

扫一扫，听音频

甲亢未控制时，需增加能量摄入，包括富含优质蛋白和充足碳水化合物的食物，并增加矿物质的摄入以补充身体消耗。甲亢一旦得到控制，即应恢复正常量饮食。

富含优质蛋白质的食物

甲亢患者通常伴有消瘦、肌肉萎缩等症状，需要额外补充蛋白质。每天蛋白质的供给量应根据患者体重计算，保证每千克体重补充 1.5 克以上的蛋白质，其中，优质蛋白质应在 60% 以上。如体重为 65 千克的甲亢患者，每日补充蛋白质应在 97.5 克（65×1.5）以上，其中优质蛋白质要达到 58.5 克（97.5×60%）以上。富含优质蛋白质的食物有瘦畜肉、去皮禽肉、大豆及豆制品、奶类及奶制品、低碘鱼类等。

充足的碳水化合物

充足的碳水化合物可以提供人体所需热量，还可使蛋白质充分发挥生理作用。但是由于甲亢患者会出现类似糖尿病样的血糖变化，所以饮食中应适当控制碳水化合物的摄入，不能完全靠增加碳水化合物来提供热量。

甲亢患者通常应保证每日碳水化合物的供给量占总消耗热量的60%～65%，同时要控制血糖生成指数高的食物摄入量，可减少一部分精制米面类主食，加入粗杂粮及南瓜、土豆、山药等富含淀粉的蔬菜，以更好地平稳血糖。

增加矿物质和维生素摄入

甲亢患者代谢快、消耗大，肠蠕动加快、排尿增加，B族维生素、维生素A、维生素C等多种维生素的消耗量明显增多，很容易导致维生素缺乏。同时，钾、钙及磷等矿物质也很容易因腹泻排出体外。因此，甲亢患者要多选择维生素和矿物质丰富的食物，如新鲜蔬果（纤维过粗、膳食纤维含量高的品种应注意加工和烹调方式），增加维生素特别是水溶性维生素的摄入量。

甲亢会导致骨骼的更新速度加快，出现骨质脱钙、骨质疏松等症状，所以甲亢患者补充足量的钙、磷及钾等矿物质十分必要，尤其是症状长期得不到控制的患者及老年甲亢患者。富含钙、磷的食物有牛奶、酸奶、奶酪、坚果等。另外，补充维生素D有助于促进钙的吸收。

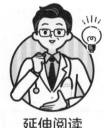

延伸阅读

多补充水分

由于甲亢患者的基础代谢加快，出汗增多，导致体内水和矿物质过度流失，因此甲亢患者应该多喝水，以补偿因大量出汗、呼吸加快及腹泻所引起的水分丢失。白开水和淡茶水是较好的选择。

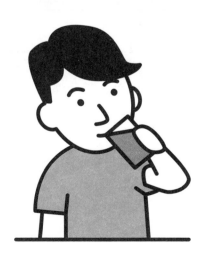

甲亢患者每日所需热量是多少？

扫一扫，听音频

一般来说，甲亢患者每日的热量供给应比健康人增加50%～75%。

甲亢患者对蛋白质、脂肪和碳水化合物的代谢会加快，身体耗氧量和产热都有所增加，如果不及时补充，会导致身体热量摄入不足，出现营养不良。一旦甲亢得到控制，则需恢复正常饮食量。

甲亢患者所需热量计算方法：

首先，按公式算出自己的标准体重。

标准体重计算公式：标准体重（千克）= 身高（厘米）- 105

然后，根据公式算出自己的体重指数。

体重指数（BMI）公式：

BMI= 现有体重（千克）÷ [身高的平方（米^2）]。

得出体重指数后，对照下表来判断自己到底是胖还是瘦。

中国成年人体重指数标准（BMI）

消瘦	正常	超重	肥胖
< 18.5	18.5～23.9	24～27.9	≥ 28

接着确定自己的日常劳动强度。劳动强度一般分为五种情况：极轻体力劳动、轻体力劳动、中等体力劳动、重体力劳动和极重体力劳动。具体参考标准见下页表。

劳动强度级别	分级参考标准
极轻体力劳动	以坐着为主的工作，如会计、秘书等办公室工作
轻体力劳动	以站着或少量走动为主的工作，如教师、售货员等
中等体力劳动	如在校学生等
重体力劳动	如体育运动、非机械化农业劳动等
极重体力劳动	如非机械化的装卸、伐木、采矿、砸石等

最后，根据体形和劳动强度在下图中查出每日每千克标准体重需要的热量，根据公式算出每日所需总热量。

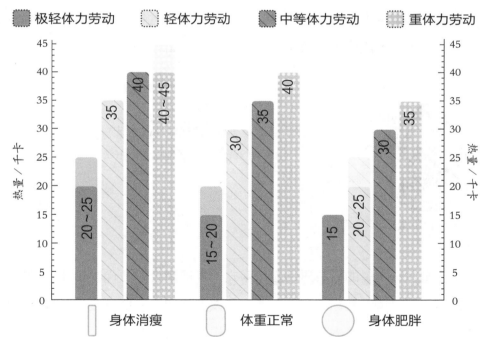

计算公式：每日总热量＝标准体重（千克）×每日每千克标准体重需要的热量（千卡）

甲亢患者在此基础上增加 50%～75% 的热量。

112 甲亢合并糖尿病患者的饮食有哪些注意事项？

甲亢合并糖尿病的患者，一定要在饮食上更加注意。

因为甲亢患者多食乏力，而糖尿病患者需控制饮食，控制不好会出现血糖波动，所以在饮食上要多注意以下几个方面。

1. 控制好食物的总热量。根据患者体重及中国成年人体重指数标准BMI，判断患者体型及所需热量。甲亢患者基础代谢率要比普通糖尿病患者高，根据患者标准体重及活动量计算每日所需热量时，甲亢患者总热量要比单纯糖尿病患者增加10%，然后将计算出的总热量值合理分配到三餐中。

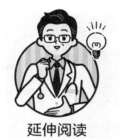

如何计算基础代谢率（Gale 法）

早晨未起床时安静状态下基础代谢率 =（脉率 + 脉压差）- 111

延伸阅读

2. 增加一定量的蛋白质供应。甲亢、糖尿病会导致代谢紊乱，加快体内蛋白质分解，易出现负氮平衡，所以要增加蛋白质供应，以维持人体的免疫力和抗病能力。保证优质蛋白摄入，可多食鸡蛋、瘦畜肉、去皮禽肉、黑芝麻、鱼、奶制品等。

3. 适当增加碳水化合物。碳水化合物对提高胰岛素敏感性和改善葡萄糖耐量有一定作用，因此甲亢、糖尿病患者要谨慎适当地增加碳水化合物，可选生糖指数低的食物。日常以低糖、低热量的清淡饮食为主，多食新鲜蔬菜。

4.减少脂肪摄入。甲亢合并糖尿病患者可以食用植物油，但不宜过量，每天控制在25克内。尽量少食或不食动物性脂肪和胆固醇高的食物，如动物内脏、全脂牛奶、蛋黄等，以免发生各种并发症。

5.补充含钙质丰富的食物。甲亢合并糖尿病患者容易出现钙、磷的缺失，主要原因有排尿多，肾小管滤过率增大，对钙、磷的重吸收减少等。因此平时应增加钙、磷的摄入，及时补充维生素D，预防骨质疏松。

113 老年人甲亢如何饮食调养？

扫一扫，听音频

老年人患甲亢后，饮食上要更加注意。因为老年人消化系统功能减退，更易出现代谢紊乱。正确的饮食调养有利于减轻代谢紊乱，改善消化道功能，控制病情。

1.忌含碘量高的食物。含碘元素多的食物，如海带、紫菜、海藻等食品，可能会加重甲亢症状，所以要尽量避免食用。

2.合理补充蛋白质。甲亢会导致蛋白质分解加快，因此要补充蛋白质，改善全身营养状态。饮食上以豆类、牛奶和鸡蛋为主，切忌大量食用肉类。

3.增加矿物质及维生素。患甲亢的老年人更容易缺钙，所以要注意补充，必要时可吃钙片。同时，日常多吃一些新鲜蔬果，如黄瓜、番茄、豆角、西瓜等，补充维生素。

4.多喝水。老年人患甲亢，机体代谢率较高，出汗多且易忽略，故要多补充水分。

114 甲亢孕妈妈饮食上要注意什么？

扫一扫，听音频

尽管原则上不推荐女性甲亢患者在病情得到控制前妊娠，但妊娠后才发现有甲亢的情况时有发生。这时的饮食方案更为复杂，个体化差异大，在遵循以下原则情况下，建议到营养科就诊。

胎儿的营养完全靠孕妈妈从食物中获取，所以女性妊娠后每天摄入的食物除了维持自身代谢需要外，还要保证胎儿的生长发育。甲亢患者代谢率增高，热量消耗增多，如果怀孕后补充营养不及时，长期处于营

| 盐 | < 5 克 |
| 油 | 25~30 克 |

| 奶及奶制品 | 300~500 克 |
| 大豆及坚果类 | 25~35 克 |

| 动物性食物 | 120~200 克 |

| 蔬菜类 | 300~500 克 |
| 水果类 | 200~350 克 |

| 谷类 | 200~300 克 |
| 薯类 | 50~100 克 |

孕早期： 参照膳食宝塔每日推荐量，维持孕前的平衡膳食
孕中期： 每天额外增加 200 克奶，鱼、禽、蛋、瘦肉增加 50 克左右
孕晚期： 每天额外增加 200 克奶，鱼、禽、蛋、瘦肉增加 125 克左右

养不良的状态，胎儿无法获取充足的营养，可能导致发育迟缓、停止发育、胎儿畸形、早产等。所以甲亢孕妈妈必须保证营养充足且均衡，但是要忌高碘海产品如海带、紫菜、贻贝、海杂鱼、虾皮、海米等。

每日热量摄入要高于正常孕妈妈 15%～50%

孕早期，孕妈妈的基础代谢基本与孕前相同。随着胎儿的生长发育，孕妈妈的基础代谢会逐渐增加，中国营养学会推荐孕妈妈在孕中期每天增加 300 千卡的热量。

患有甲亢的孕妈妈由于甲状腺激素分泌过多，身体代谢速度加快，对热量和营养物质的需求高于正常孕妈妈，每日热量摄入应比正常孕妈妈高 15%～50%，即每日应增加 345～450 千卡的热量。

345～450 千卡所需食物

 ＋ ＋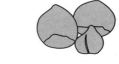

170 克杂粮饭 ＋ 1 个鸡蛋 ＋ 4 颗板栗 ≈ 345 千卡
170 克杂粮饭 ＋ 2 个鸡蛋 ＋ 6 颗板栗 ≈ 442 千卡女

每日摄入 100 克以上的蛋白质

甲状腺激素分泌过多时，蛋白质分解加速，排泄增加，很容易引发营养不良、腰酸背痛等症状。所以，甲亢孕妈妈需要额外补充蛋白质，每日最好摄入 100 克以上的蛋白质。

蛋白质 100 克 ≈

 ＋ ＋ 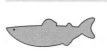 ＋ ＋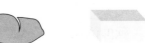

牛奶 200 克 ＋ 鸡蛋 1 个 ＋ 100 克鱼（生）＋ 100 克去皮鸡肉（生）＋ 豆腐 160 克

每日需摄入叶酸 600 微克

叶酸 600 微克 ≈

100 克小白菜 ＋ 100 克彩椒 ＋ 100 克油菜 ＋ 400 微克叶酸片

四大类高叶酸食物

蔬菜，尤其是深色蔬菜

菠菜、韭菜、油菜、西蓝花、莴笋、四季豆等。

注：一般来说，绿叶蔬菜的颜色越绿，所含叶酸就越多。

豆类、坚果类

大豆及其制品、花生（花生酱）、葵花子等。

动物肝脏

猪肝、鸡肝等。

水果，尤其是柑橘类水果

橘子、橙子、柠檬、葡萄柚等。

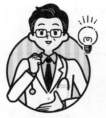

延伸阅读

孕期需要服用叶酸片

食物中的天然叶酸具有不稳定性，遇光、遇热容易被氧化，在储存、烹调加工的过程中会有不同程度的损耗。比如，蔬菜储存 2～3 天后，叶酸损失一半，加热油炒后叶酸也会损失。所以仅靠食补往往达不到孕期的叶酸需求，应在食物补充的同时补服叶酸片。

115

甲亢孕妈妈哪些食物要慎食？

扫一扫，听音频

富含碘的食物

碘是甲状腺激素的主要原料，患有甲亢的孕妈妈如果摄入过多碘，会增加体内甲状腺激素的合成；但碘对于胎儿发育又是必需的，因此甲亢孕妇的碘摄入较复杂，需要根据尿碘监测情况进行调整。

116

甲减孕妈妈为什么要适量摄入含碘高的食物？

扫一扫，听音频

患有妊娠期甲减的孕妈妈体内甲状腺激素低于正常水平。一经发现，必须立即补充甲状腺激素，尽快调整到合理范围。同时，由于孕期循环血量增加、胎盘激素水平变化，需要的甲状腺激素比孕前要多很多，碘是人体合成甲状腺激素的必需元素，所以，甲减孕妈妈更需要补充足量的碘。日常饮食中要用碘盐，多吃含碘量较高的食物，如海带、紫菜、海鱼、贝类等。同时要监测尿碘状况并定期就诊。

117 地方性甲状腺肿患者在饮食上要注意什么？

地方性甲状腺肿患者需要适当多吃含碘丰富的食物。

地方性甲状腺肿俗称"大脖子病"，主要是因为摄碘不足引起甲状腺代偿性增大，多发于山区和远离海洋的地区。防治地方性甲状腺肿最有效的方法是补碘。

我国成人碘摄入量推荐标准是 120 微克 / 天。食用碘盐是预防碘缺乏病的有效措施，我国也立法推行普遍食盐碘化防治碘缺乏病，食盐中含碘的标准是 20～30 毫克 / 千克。除了食用碘盐外，还可以通过食用含碘丰富的食物如海带、紫菜、虾皮等进行补碘。

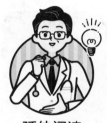

延伸阅读

沿海城市居民也需要食用碘盐

饮用水、食物和空气是人摄入碘的三大途径，虽然沿海城市居民日常食用的海产品中含碘量很高，但是食用频率和食用量都很低，如果不食用碘盐，大部分居民碘摄入量会低于推荐摄入量，碘缺乏的风险很大，因此沿海城市居民也需要食用碘盐。

因为我国幅员辽阔，富碘地区和碘缺乏地区差异很大，加上近年来饮食结构也发生了变化，所以我国实施的食品安全国家标准《食用盐碘含量》允许各省（区、市）自行确定盐碘含量的平均水平。国家定期会对全国范围内的碘盐跟碘缺乏病的流行状况做一次监测，根据监测结果调整碘盐的浓度。

118 甲状腺肿患者能否吃海带等含碘丰富的食物？

扫一扫，听音频

甲状腺肿患者能否吃含碘丰富的食物要根据自身情况而定。

有些甲状腺肿会伴有甲状腺功能异常，因此在饮食调养时要考虑合并症的宜忌。如甲状腺肿伴甲亢，需要忌吃海带等含碘丰富的食物，同时还要注意增加优质蛋白质的摄入，增加钙、铁和维生素的摄入，防止出现营养不足。其余情况正常进食即可。

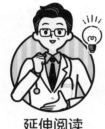

延伸阅读

单纯性甲状腺肿遗传吗

如果是与地域环境有关，如碘缺乏导致的甲状腺肿，呈人群聚集性发病，通过改善碘摄入量，可以终止甲状腺肿流行，不会遗传。但是，如果是因为先天性原因导致的甲状腺肿，且在家族中聚集性发病，则可能与遗传有关。

第五章

治疗篇

明明白白用对药，治疗更有效

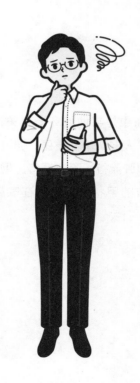

一图读懂本章要点

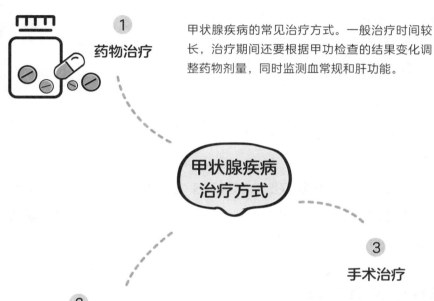

1

药物治疗

甲状腺疾病的常见治疗方式。一般治疗时间较长，治疗期间还要根据甲功检查的结果变化调整药物剂量，同时监测血常规和肝功能。

甲状腺疾病治疗方式

3

手术治疗

在上述两种治疗方式都不理想的情况下才考虑手术治疗，有并发症、后遗症的风险。

2

放射碘 -131 治疗

通常是患者在药物治疗效果不理想的情况下使用。

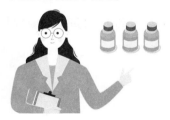

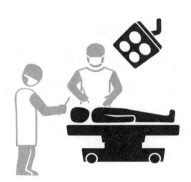

119 甲状腺结节需要怎么治疗？

扫一扫，听音频

甲状腺结节在选择治疗方法时，首先要确定结节的性质，根据良恶性采取不同的处理手段。

甲状腺良性小结节

大小：直径小于 1 厘米。

B 超显示：形态规则、边界清晰、无恶性征象。

甲状腺功能：正常。

处理方法：大多数甲状腺结节都属于良性小结节，无须用药、无须手术，持续观察，6 ～ 12 个月复查一次甲状腺超声，必要时可行甲状腺穿刺活检。

进展较快的良性结节

大小：患者脖子粗大，肉眼可见肿块，压迫器官和周围组织，影响生活质量。

甲状腺功能：可合并甲减或甲亢。

处理方法：良性结节如果进展偏快，患者出现局部压迫症状，影响甲状腺功能时，需要于专科就诊，必要时进行手术治疗。

恶性结节

B 超显示：低回声结节，形态不规则，边界不清晰，内部多细小钙化，纵横比大于 1。

处理方法：大部分甲状腺的恶性肿瘤首选手术治疗，甲状腺癌的侵袭和转移比较缓慢，早期手术大多能斩草除根。

如果是甲状腺未分化癌，恶性度极高，诊断时即已存在转移，单纯手术难以达到治疗目的，需要选用包括放、化疗在内的一系列综合治疗，但是此种甲状腺癌十分罕见，大家也不必过多担心。

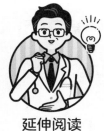

延伸阅读

甲状腺结节一定要手术治疗吗

甲状腺结节不一定要手术治疗。是否要做手术，需要根据患者的具体情况和结节性质而定。如果是良性的甲状腺结节且没有严重的压迫症状就不推荐手术治疗。恶性结节要在评估后选择适当的治疗方案。

对良性甲状腺结节的患者，医生一般不推荐手术切除甲状腺。如果在随访过程中发现结节在短期内明显增大、血流信号增多、呈浸润性生长、边界不清楚、内部出现钙化灶，则提示有恶性的可能性，应该进一步评估，必要时手术治疗。

即使不用手术切除的甲状腺结节，仍需要对其进行定期随访、观察。

120 超声提示甲状腺结节钙化有什么意义？

扫一扫，听音频

如果甲状腺超声检查可以看到甲状腺结节钙化，应该引起重视，但并不是说发现甲状腺结节钙化就一定是甲状腺癌。甲状腺结节钙化可分为以下几种情况。

微小钙化：直径 ≤ 2mm，其形态多呈现为针尖样、砂粒样、点状、颗粒样，常见于甲状腺乳头状癌，也可以见于其他良性和恶性病变。

粗大钙化：直径 > 2mm，其形态多呈现为强光团、片状、弧形或其他不规则形态，多发生于良性甲状腺结节，尤其是结节性甲状腺肿。

边缘钙化：常见于结节性甲状腺肿，通常是良性甲状腺结节居多。

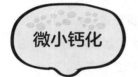

直径 ≤ 2mm，常见于甲状腺乳头状癌

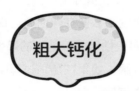

直径 > 2mm，多发于良性甲状腺结节

通常是良性甲状腺结节

121 甲状腺消融治疗可以治疗甲状腺结节吗？

扫一扫，听音频

甲状腺消融治疗可以治疗甲状腺结节。

甲状腺结节的消融治疗是在超声引导下将细的消融针经过皮肤穿入甲状腺结节，通过消融针针尖产生的热量对甲状腺内病灶组织进行消融，凝固病灶。不论是良性还是恶性结节，都可使其完全凝固坏死，还可凝固部分多余甲状腺组织，降低甲状腺激素分泌量，用于治疗甲状腺结节和部分甲状腺癌。必要时可提前在甲状腺病灶周围注射隔离液，分离甲状腺周围组织、保护喉返神经。治疗后一般休息1～3天就可以正常活动，皮肤伤痕较小，1周后会完全消失，不会留下疤痕。

甲状腺结节的消融治疗是一项新技术，在治疗前必须行细针穿刺获得病理结果。如为恶性，须谨慎考虑其与手术治疗的利弊。

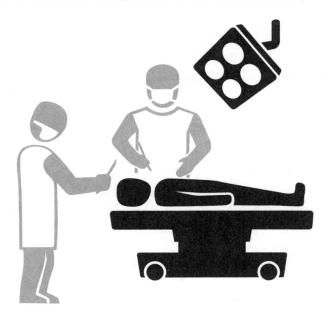

122 对于用抗甲状腺药治疗的甲亢患者，如果肝功检查或者血常规不正常，还要继续服用抗甲状腺药吗？

扫一扫，听音频

肝功检查或者血常规不正常，要根据自身情况和医生的建议来判断是否还要继续服用抗甲状腺药。一般情况下，轻度的异常可以在对症治疗的基础上，继续用药；如果异常达到一定程度，比如严重肝功损害和粒细胞缺乏时，则需要立即停药，进行相关治疗。

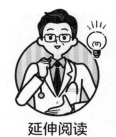

延伸阅读

碘脱逸现象

甲亢患者在治疗过程中，如果吃了高碘食物或含碘药物，甲亢症状会暂时得到改善，但是2~3周后，病情反而会加重，这就是碘脱逸现象。所以，一般甲亢患者在药物治疗时要避免服用含碘药物和高碘食物。

123 药物治疗甲亢一般要注意什么？

扫一扫，听音频

药物治疗甲亢就是给予抗甲状腺药物治疗，适用于青少年、孕妇和不能手术的人群。

甲巯咪唑和丙硫氧嘧啶是较为常用的两种治疗甲亢的药。因为甲亢可能会导致全身各个系统出现症状，所以除了这两种药以外，医生还会开一些控制心率的药物以及维生素、护肝药等来辅助治疗。

药物治疗的好处是比较方便，但是疗程长，一般需要 1～2 年，而且容易复发。

甲巯咪唑和丙硫氧嘧啶在功效上没有太大差别，主要在半衰期和副作用上有些区别。

甲巯咪唑

- 维持时间长，每日 1 次即可
- 不良反应小
- 目前为临床一线用药

丙硫氧嘧啶

- 因为部分资料提示致畸性小于甲巯咪唑，孕妇孕早期发现甲亢时常作为首选治疗药物
- 甲亢孕妇在孕中晚期，可换回甲巯咪唑

治疗周期

控制期	减量期	维持期
开始治疗时，按医嘱服用甲巯咪唑或者丙硫氧嘧啶。2周后甲状腺激素水平会有所下降，2~3个月后甲亢症状多能得到有效控制。	甲亢症状得到控制，复查甲状腺激素水平明显下降时需要及时减量。减量时需要有经验的内分泌科医师根据患者的症状结合甲功检查结果来调节抗甲状腺药物的剂量，必要时可加用甲状腺素制剂。	使用较小剂量的抗甲状腺药物，就能将甲状腺功能维持在正常范围，这时仍然需要坚持服药数月至1年以上，最后是否停药应遵医嘱。

丙硫氧嘧啶在肝脏中的代谢较快，在体内的药效时间较短，因此服药间隔时间短。一般采用6~8小时间隔服药，如果是一日3次，可考虑安排在早上7点、下午3点和晚上11点。

两种抗甲状腺药出现不良反应的概率很低。但一旦发生，往往较为严重，不能掉以轻心。首先是影响肝功能导致转氨酶升高，影响血液系统导致粒细胞减少，还可能会出现药物过敏、骨关节痛等。因此，甲亢患者一定要定期复查，服药后出现任何不适，不论症状是否严重，都一定要去医院就诊。

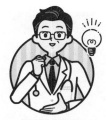

延伸阅读

药物治疗甲亢的原理

甲状腺激素是碘和甲状腺球蛋白在甲状腺过氧化物酶的作用下结合生产出来的产物，治疗甲亢要减少甲状腺激素的产生。一方面要限碘，另一方面要"绑走"甲状腺过氧化物酶，这样碘和甲状腺球蛋白就无法结合产生甲状腺激素，这就是利用药物治疗甲亢的原理。

124 药物治疗甲亢时为什么需要选对主药和辅药？

目前临床上甲亢较多使用药物治疗，不同的药物对应不同的病情，在用药时要注意选对主药和辅药。甲亢危象时还需用碘剂。

扫一扫，听音频

主药

硫脲类和咪唑类

目前使用最广的治疗甲亢的药物，既能抑制甲状腺激素的生成，又能改善免疫功能，有助于长期缓解甲亢。硫脲类有丙硫氧嘧啶、甲硫氧嘧啶等；咪唑类有甲巯咪唑、卡比马唑等。其中丙硫氧嘧啶可以作为重症甲亢和甲亢危象的首选药。

碘化物

碘化物包括复方碘液和碘化钠，能抑制甲状腺激素的释放，迅速减轻甲状腺毒症，常用于甲亢危象。

辅药

治疗心脏病症状的药物

常用于甲亢初期治疗，缓解心悸、精神紧张、多汗等症状。

甲状腺片或优甲乐

常用于药物减量阶段和维持阶段。

镇静剂

如地西泮，缓解紧张、焦虑、失眠等症状。

125 服用抗甲状腺药物时为什么还要加服甲状腺激素？

很多甲亢患者在治疗期间除了服用抗甲状腺药物外，有时还要服用甲状腺激素。甲亢是由甲状腺激素分泌过多引起的疾病，加服甲状腺激素岂不是让病情更严重吗？甲亢患者在治疗过程中使用具有甲状腺激素作用的左甲状腺素钠片或甲状腺素钠片，主要有以下原因。

甲亢在服用抗甲状腺激素分泌药物治疗进入减量后期或维持期时，可能会因用药过量而引起甲减，影响正常的治疗，这时就需要加服甲状腺素钠片。

126 抗甲状腺药物治疗有哪些不良反应？

在用甲状腺药物治疗甲状腺疾病的时候，有时会出现不良反应。最常见的不良反应有下面几种。

1. 白细胞减少：甲亢及抗甲状腺药物均会引起白细胞减少，用药期间应检测外周白细胞计数及是否出现发热、咽痛等感染症状，当白细胞计数 < 2.5*10^9/L，中性粒细胞计数 < 1.5*10^9/L，应立即停药，同时积极予以升白细胞药物治疗。

2. 皮疹：出现轻度皮疹时可更换另一种抗甲状腺药物，必要时给予抗过敏药物治疗。若出现严重皮疹，应立即停药，选择放射性碘 -131 或手术治疗。

3. 肝功能损害：甲亢本身及抗甲状腺药物均会引起肝功能异常，所以在使用抗甲状腺药物前及治疗期间应监测肝功能。

4. 血管炎：丙硫氧嘧啶可诱发抗中性粒细胞胞浆抗体阳性的小血管炎。随着用药时间延长，发生率增加。

5. 致畸性：孕妇服用丙硫氧嘧啶和甲巯咪唑均可能导致胎儿畸形，两种药物致畸性相似，部分学者认为丙硫氧嘧啶相对较轻。医生会根据孕期来建议药物选择。通常是备孕期和妊娠早期（1~3 个月）使用丙硫氧嘧啶，在妊娠中晚期使用甲巯咪唑。

127 甲亢治疗选择不开刀还是开刀？

扫一扫，听音频

甲亢治疗方案的选择应根据患者的具体情况而定。

手术治疗并不是治疗甲亢的常规首选，但如果甲亢合并肿瘤、药物治疗效果不好、患者不适合放射碘 -131 治疗，就需要手术治疗。手术治疗甲亢存在并发症、后遗症的风险，但随着技术的进步，这方面出现问题的概率已很低。

128 孕妇发现甲亢，需要怎样治疗？

扫一扫，听音频

孕妇发现甲亢，只能用抗甲状腺药物治疗。药物主要有两种，丙硫氧嘧啶（PTU）和甲巯咪唑（MMI），孕妇在孕期不同阶段宜选择不同的药物。

丙硫氧嘧啶和甲巯咪唑的优劣对比

	优势	劣势
丙硫氧嘧啶（PTU）	半衰期短、胎盘通过率低，对胎儿影响小	可能会引起肝细胞损害、血管炎等药物不良反应
甲巯咪唑（MMI）	引起肝细胞损害、血管炎等药物不良反应小	影响胎儿发育，如果用药过量会引起胎儿甲减及甲状腺肿，导致围产期胎儿死亡率及难产率升高

妊娠 12 周内，首选丙硫氧嘧啶；妊娠中晚期可继续使用丙硫氧嘧啶或换用甲巯咪唑。二者切换比例：100 毫克 PTU ≈ 10 毫克 MMI。

用药时需注意：整个妊娠期采用最低药物剂量，避免药物对胎儿的不良影响。控制目标是使孕妇 FT4 接近正常值上限即可。

采用放射碘 -131 治疗时，放射碘 -131 容易透过胎盘，对胎儿造成不良影响。因此，妊娠期禁用放射碘 -131 治疗。

129 儿童得了甲亢，选择什么治疗方式好？

扫一扫，听音频

儿童如果得了甲亢，一般可以采用三种治疗方式。

1. 抗甲状腺药物治疗。这是治疗儿童甲亢优先选择的方式。药物一般选择使用甲巯咪唑，治疗时间较长，可能需要 2 年以上。在治疗期间，还要根据甲功检查的结果调整药物剂量，同时监测血常规和肝功能。

2. 放射碘 -131 治疗。这种治疗方式仅适合在患儿口服药物不耐受或服药效果差的情况下选择。

3. 手术治疗。手术治疗也是在抗甲状腺药物治疗效果不理想的情况下才会考虑的。

130 老年人患了甲亢，治疗时要注意什么？

扫一扫，听音频

老年人患甲亢和年轻人有所不同，其症状上可能表现为纳差、乏力、心律失常、体重下降等，很多情况下属于老年性淡漠型甲亢，不像年轻人一样怕热、心悸、多汗等症状典型，容易误诊、漏诊。

在治疗上，老年人甲亢有更多需要注意的地方。因为老年人患甲亢后思维可能会很发散，注意力不易集中，要注意与抑郁症等疾病区分，避免误诊。此外，对老年人进行甲亢治疗时，还要注意甲亢引起的一些并发症，如甲亢性心脏病、甲亢危象和骨质疏松等。

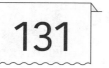

131 甲状腺眼病的治疗方法有哪些？

扫一扫，听音频

　　突眼是甲亢患者常见的症状，会影响患者的外形和生活质量。甲亢突眼的治疗方法有很多，但是疗效并不一定能让患者完全满意。目前主要治疗方法有：激素冲击疗法、免疫抑制剂治疗、局部放射治疗等。如果病情严重，也可以考虑序贯或联合使用放疗和手术等治疗方法。

　　目前大多数患者均采用药物治疗，多为激素冲击治疗，主要是用泼尼松、甲泼尼龙等糖皮质激素。其缺点是疗效不完全确定、不良反应多、用药时间较长。其次，也可以采用一些免疫抑制剂，如环磷酰胺等，但其毒副作用较大，临床上谨慎选用。此外，临床上还可以选用一些新型的单抗类药物治疗。

　　综上所述，甲状腺眼病必须在多学科医生指导下综合评估，选择适宜的治疗方案，并且需要定期随诊，避免副作用发生。

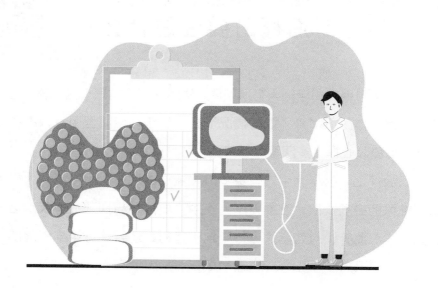

132 甲亢突眼可以手术治疗吗？

如果患者的甲亢突眼症状比较轻，通常首选药物治疗。

手术治疗通常在甲亢突眼比较重，而药物治疗效果不理想的情况下使用，如重度浸润性突眼或有严重失明的风险时，或经药物治疗后症状缓解不明显的情况下才需进行。一般采用眶减压术治疗，通过切除眼眶壁或者眼球后的纤维脂肪组织，让眼眶容积增加，使眼球退回到原来的位置。具体方案需要根据实际病情决定。

133 什么样的 Graves 病患者适合手术治疗？

Graves 病常用的治疗方法有抗甲状腺药物治疗、放射碘 -131 治疗和手术治疗 3 种。手术治疗通常疗程最短。

Graves 病患者如果出现中重度甲亢，药物治疗疗效不理想，甲状腺肿大 Ⅱ 度以上，甲状腺肿大且压迫邻近器官出现压迫症状，如气管受压影响呼吸，喉返神经受压严重致声嘶等，或合并甲状腺癌或胸骨后甲状腺肿时，则需要采用手术治疗。

Graves 病在什么时候可以停药？

扫一扫，听音频

　　Graves 病的药物治疗一般需要 1.5 ~ 2 年，有的甚至更长。什么时候可以停药需要综合多方面因素考虑，一般是在各项功能检查指标均在正常范围之内，并且甲状腺自身抗体转阴或者明显下降，才可以考虑停药。

　　Graves 病治疗时间长，患者一定不要自行停药，要遵医嘱定期复诊，一方面可以观察药物的不良反应，另一方面可根据症状调整药物剂量，维持甲状腺功能正常。如果抗甲状腺药物治疗过程中出现甲减，也不要擅自停药，可根据医生建议将药物减量，或者同时加用甲状腺素。

　　在使用抗甲状腺药物治疗时，通常分治疗期、减量期、维持期。一般治疗 2 ~ 3 个月，甲状腺功能可以恢复正常，这时需要逐渐减小药量。减到最小维持量再保持一年半左右，停药前还可将剂量减半再维持 3 个月。因为 Graves 病复发的概率较大，所以一定要遵医嘱，不要自行停药。

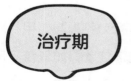

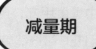

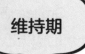

一般治疗 2 ~ 3 个月，甲状腺功能可以恢复正常

减到最小维持量再保持一年半左右

停药前还可将剂量减半再维持 3 个月

135 为什么慢性甲状腺炎要谨慎用药？

扫一扫，听音频

慢性淋巴细胞性甲状腺炎，又称为桥本甲状腺炎，其临床表现可能存在个体差异，且患者处于不同病程时，甲状腺功能也呈现出不同的表现。在疾病早期，患者可能会出现一过性甲亢，此时一般不需要特殊处理，如患者甲亢症状明显，需在医生指导下用药。多数慢性甲状腺炎患者可能没有任何症状，甲状腺功能处于正常水平，此时不需要用药。但如果女性患者有备孕需求，医生会根据患者甲功检查的情况，建议补充甲状腺激素制剂。当患者出现甲减时，需在医生指导下用药和定期监测。

所以，慢性甲状腺炎患者不要闻病生畏，也不要完全掉以轻心，要按照医生的要求定期监测和治疗。

136 长期服用左甲状腺素钠片会有什么不良反应？

扫一扫，听音频

左甲状腺素钠片是常用的治疗甲减的药物。因为左甲状腺与甲状腺合成的 T4 是一样的物质，因此一般情况下，根据自身症状和医生建议合理用药，其疗效、安全性都是有保障的。如果自行加量致剂量过多，就可能出现心律失常、心率加快、房颤，甚至骨量减少导致骨质疏松等。因此，长期服用左甲状腺素钠片需要定期复查甲功并咨询医生，选择合理剂量和疗程，务必遵医嘱按时复诊，根据病情及时调整药物剂量。

137 胺碘酮会引起甲亢吗？

胺碘酮有可能引起甲亢。

胺碘酮的含碘量高，且对甲状腺有直接的毒性作用，这可能导致甲状腺功能异常，包括甲状腺功能亢进和减退。因为胺碘酮释放过量碘会导致甲状腺激素合成增加，或对甲状腺滤泡上皮产生毒性作用而导致甲亢。同时，因为胺碘酮可抑制甲状腺激素的合成，也可能导致甲减。

因此在使用胺碘酮时，医生通常会定期监测甲功。此外，对于已有甲状腺基础疾病的患者，胺碘酮的使用应更加谨慎。如果您正在使用胺碘酮或有甲状腺的问题，请务必告知医生，以确保您的甲功得到适当监测和管理。切忌自行更改药物剂量或停药，必须遵循医生的建议。

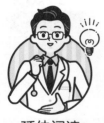

延伸阅读

胺碘酮的不良反应

患者服用胺碘酮后可能会有一些不良反应，对心脏、甲状腺、肝、皮肤、胃肠等多个器官组织都可能产生影响。心脏的不良反应有窦性心动过缓，可通过心律监测进行调整。如果出现甲亢或甲减，则与胺碘酮的分子中含碘有关，需于内分泌科就诊。

138 发生甲亢危象怎么办？

甲状腺危象是甲亢的严重并发症，也称"甲亢危象"，患者通常有严重的临床症状，是一种危及生命的紧急情况。甲亢危象通常是由于突然停用抗甲状腺药物或手术、创伤、感染、分娩及其他导致甲状腺激素释放急剧增加的情况所引起。因此，甲亢危象需要专业医疗团队的诊断和治疗。如果怀疑自己可能出现甲亢危象，请立即就医，告知医生自己患有甲亢，在专业指导下进行诊治。一般情况下，需先后使用丙硫氧嘧啶、碘剂、大剂量糖皮质激素并去除诱因后，才有希望转危为安。

139 选择放射碘-131治疗甲亢有什么好处？

放射碘-131治疗是一种"不开刀的甲状腺切除手术"。甲状腺有超级聚碘能力，碘-131进入身体后会自动跑到甲状腺并对甲状腺细胞进行放射线"轰炸"，细胞"伤亡惨重"，甲状腺激素量自然下降，这就是放射碘-131治疗甲亢的原理。

相比于抗甲状腺药物治疗的疗程漫长、不良反应风险和复发率高，放射碘-131治疗简单、治愈率高，安全性也比较好，总结它的优势有以下几个方面。

1. 高效性。放射碘 -131 是一种非常有效的治疗方法，可以通过破坏甲状腺组织内过度活跃的甲状腺细胞来降低甲状腺激素水平。这有助于纠正甲亢的症状，恢复正常的甲状腺功能。

2. 非侵入性。放射碘 -131 治疗是一种非侵入性治疗方法，不需要手术切除甲状腺或其他外科干预，患者只需口服放射碘药物。

3. 个体化治疗。放射碘 -131 治疗可以根据患者的具体情况进行个体化调整。医生可以根据甲状腺激素水平、甲状腺大小和患者的整体健康状况来确定适当的放射碘剂量，并取得长期疗效，从而避免手术风险。

尽管放射碘 -131 治疗有许多好处，但它也可能带来一些潜在的风险和副作用。很多甲亢患者会在治疗后转为终身性甲减，需要长期补充甲状腺激素。治疗前应与医生进行详细讨论，了解治疗的风险、益处和适用情况。根据医生的建议，选择适合个人情况的最佳治疗方案。

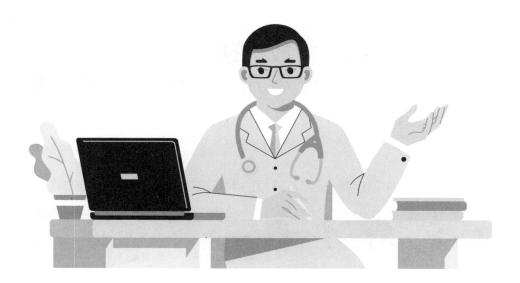

140 甲亢患者都可以用
放射碘 -131 治疗吗？

扫一扫，听音频

放射碘 -131 治疗对患者有要求，不是任何甲亢患者都合适。

优先考虑放射碘 -131 治疗的甲亢患者

1. 对抗甲状腺药物过敏，或者有其他严重药物不良反应的患者。

2. 抗甲状腺药物治疗效果差、病程长或者曾多次复发的患者。

3. 有手术禁忌证或手术风险高，不适合手术治疗的患者。

4. 老年甲亢患者，特别是有心血管疾病风险的老年患者。

5. 甲亢患者合并肝功能损伤，合并白细胞或血小板减少，合并心脏病等。

不适合放射碘 -131 治疗的甲亢患者

1. 在未来 6 个月内有妊娠计划的女性。

2. 处于妊娠、哺乳期的女性。

3. 甲亢患者合并中重度活动性突眼的患者。

4. 甲亢合并甲状腺癌的患者。

141 甲亢患者为什么要注意控制情绪？

扫一扫，听音频

最常见的甲亢类型是 Graves 病，其直接病因是 TRAb 异常。而甲亢患者由于病情的影响，情绪波动大，极易暴躁、发怒，反过来会促使 TRAb 升高，加重病情，所以保持良好平稳的情绪对病情恢复很有好处，尤其要避免不良的精神刺激，以免加重病情。

由于现代社会生活节奏快、工作压力大，长期精神紧张很容易导致免疫系统功能紊乱，引起 TRAb 升高，引发甲亢或甲亢复发。所以，甲亢患者更加需要学会舒缓压力，必要时可向家人、朋友或专业心理健康专家寻求帮助。

142 Graves 眼病应如何治疗？

扫一扫，听音频

Graves 眼病又称为甲状腺相关性眼病或甲状腺眼病，它是由于甲状腺功能亢进，造成眼眶内软组织增生、眼外肌梭形肥大，从而引起突眼、视力下降，甚至失明的一种严重并发症。Graves 眼病在治疗时需要根据具体情况选择方案。

1. 使用抗甲状腺药物等方式控制甲状腺功能。

2. 戒烟、避免接触二手烟。在阳光下佩戴墨镜，必要时使用人工泪液。若睡觉时眼睑闭合不全可以使用润滑剂或软膏，并用胶带粘合眼睑。轻度复视时，可佩戴棱镜矫正。

3. 医生可根据不同情况选择糖皮质激素、免疫调节治疗、球后放射治疗以及眶减压术治疗。治疗方式应根据每位患者的具体情况而定。就诊时应与医生进行良好的沟通，以确保获得最佳治疗方案。

143 Graves 病患者可采用哪些方法治疗甲亢？

扫一扫，听音频

Graves 病导致的甲状腺功能亢进很常见，其发病率比较高，一般采用下面 3 种方法进行治疗。

1. 抗甲状腺药物治疗。抗甲状腺药物可以抑制甲状腺激素的合成和释放。常用药物包括甲巯咪唑和丙硫氧嘧啶，一般首选甲巯咪唑，治疗时间比较长，需要 1 ～ 2 年，要坚持用药，定期监测甲功、肝功能和血常规，以调整用药剂量并及时发现肝功能损害和粒细胞减少。

2. 放射碘 -131 治疗。放射碘 -131 治疗较为简便，且一次治疗有效率就能达到 95%，治愈率能达到 80%。但治疗后容易导致甲减，所以治疗后需定期回访，以便及时发现甲减并给予替代治疗。

3. 手术治疗。手术治疗见效快，对合并突眼或者合并巨大甲状腺肿的患者也有很好的效果。但手术治疗有创伤，需考虑手术风险。

144 放射碘 -131 治疗甲亢后会发生甲减吗？

扫一扫，听音频

放射碘 -131 治疗甲亢后可能会发生甲减。

对于甲亢的治疗理想目标是甲状腺激素水平恢复正常，但用放射碘 -131 治疗后，很可能会使甲状腺激素水平下降过多导致甲减。此外，放射碘 -131 的治疗效果还受到多种其他因素影响，比如甲亢患者甲状腺吸碘率、自身免疫因素及淋巴细胞浸润和甲状腺自身免疫破坏等都会导致不同的治疗结局。根据有关研究报道，不管放射碘 -131 剂量如何，在治疗后 10 年内都有 50% 以上的患者会出现甲减。一旦出现甲减就需要长期服用左甲状腺素进行生理性替代治疗，并需要定期复查甲状腺功能调整药物剂量。

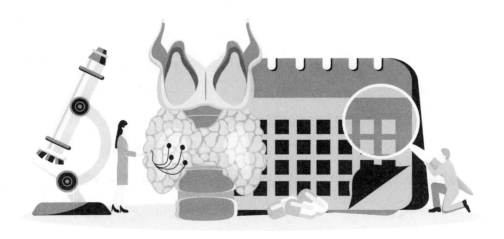

145 药物治疗甲减有哪些注意事项？

药物治疗甲减主要是通过服用甲状腺素制剂实现替代治疗。

干甲状腺片：此类药物是动物甲状腺的干制剂，来源广，价格便宜，但甲状腺激素含量不稳定，目前已很少使用。

左甲状腺素：人工合成，效果稳定，为最常用的甲减治疗药物。

甲减患者补充甲状腺激素后，需要隔 4 ~ 6 周检测甲功指标，根据检测结果调整用药剂量直至治疗达标，达标后一般可每 6 ~ 12 个月复查一次甲功。如果甲状腺激素替代治疗过量，可能加重心脏负担。所以务必遵医嘱按时复诊，根据病情及时调整药物剂量。

服药时有以下注意事项。

1. 按医嘱规律用药。必须严格遵循医生的建议和处方规律用药，不要自行停药。最好在早晨空腹时服药，服药半小时内避免进食，并避免与其他药物同服，以保证药物的稳定吸收和效果。

2. 定期复查。定期复查甲状腺功能，根据甲功检查结果调整药物剂量，维持甲功正常、提高患者生活质量、防止并发症发生是甲减治疗的核心。

甲减是一种长期慢性疾病，需要定期与医生进行沟通，共同制定管理计划。

甲减患者终身服药会不会中毒？

扫一扫，听音频

甲减患者终身服药不会中毒。

俗话说："是药三分毒"，有的甲减患者认为终身服药会"中毒"，所以在甲状腺功能恢复正常后就自行停药，导致甲减未得到控制，这种情况经常出现。

终身服用甲状腺激素药物并不会导致中毒，因为医生通常会根据患者的情况精确调整药物剂量，使患者的甲状腺激素水平保持在正常范围内，避免过量。

药会不会变成"毒"，需要看具体情况。如果药的成分和身体内的成分完全相同，它就是身体需要的一种营养素，如维生素、钙、铁，身体缺乏时需要及时补充，就像渴了要喝水、饿了要吃饭一样自然。当然适量是前提。

甲减时甲状腺合成甲状腺激素不足，所以需要适量补充甲状腺激素。在医生的指导下服用适量甲状腺激素制剂是为了补充身体甲状腺激素的需要，育龄女性也可以正常怀孕、哺乳。

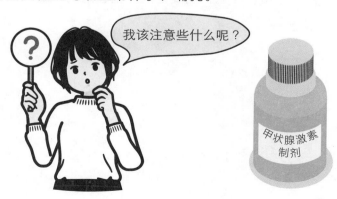

147 甲减患者在进行运动时应该注意什么？

扫一扫，听音频

甲减患者由于本身缺少甲状腺激素，身体产热下降，免疫力及抵抗力较差，适当进行户外运动和体育锻炼有助于促进血液循环、通畅气血，增强甲减患者的抵抗力和身体产热。但是，甲减患者体温偏低、畏寒怕冷，所以进行户外运动时要注意防寒保暖。在严重的甲状腺功能减退纠正前，应避免剧烈活动，待甲功恢复正常并稳定数月后即可与同龄正常人一样进行运动。

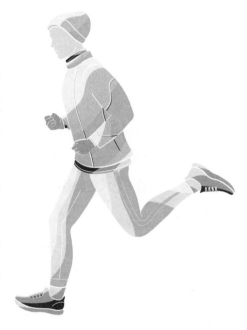

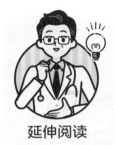

延伸阅读

甲减患者不需要额外补碘

虽然甲状腺激素合成需要碘元素作为原料，但是甲减患者多由桥本甲状腺炎导致甲状腺功能受到严重损害，无法正常合成甲状腺激素，此时补充碘元素并不能改善甲状腺功能。因此，对于甲减患者来说并不需要额外补充碘元素，正常食用碘盐即可。

生活中怎样防止黏液性水肿危象的发生？

扫一扫，听音频

　　甲减患者在生活中如何有效防止黏液性水肿危象的发生呢？需要做好以下几点。

　　1. 遵医嘱用药，不擅自停药，不随便减少药量。

　　2. 按时复查甲状腺功能。

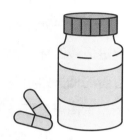

　　3. 冬天注意保暖，预防感冒。特别是老年人，黏液水肿性昏迷大多发生在老年人身上。

　　4. 做好个人防护，避免感染。注意饮食卫生，防止肠胃炎；勤洗澡、勤换衣被，保持皮肤清洁；多喝水、不憋尿，防止尿路感染等。

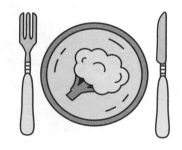

　　5. 如果需要做手术，术前告知医生自己的甲状腺问题，甲减控制良好后再接受手术。

　　6. 学会排解不良情绪，避免大悲大喜。

　　7. 注意休息，避免过度劳累。

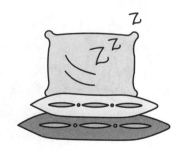

　　定期检查、规律用药、保持健康的生活方式都可以帮助降低黏液性水肿危象的风险。如有任何疑虑或问题，一定要及时向医生寻求建议。

149 甲亢患者可以做哪些运动？

扫一扫，听音频

严重甲亢患者在甲状腺功能纠正之前应避免剧烈运动。若服药治疗期间甲功稳定，可以适当进行散步、瑜伽、太极拳等较缓和的运动。

1. 适当散步可以促进甲亢患者的血液循环，使患者心情舒畅，达到休养身心和缓解病情的目的。

2. 瑜伽、太极拳之类的轻度运动可以修养身心，缓解焦躁、紧张等情绪，对甲亢的辅助治疗有一定积极作用。

3. 甲亢患者如果甲功控制好，无明显甲亢症状、体重稳定，还可以适当进行慢跑、游泳等，但是要注意运动强度，不宜过量。

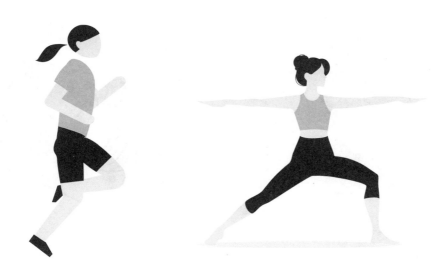

150 婴幼儿患先天性甲减怎么办？

　　先天性甲减的治疗原则是早发现、早诊断和早治疗。药物治疗最好在患儿出生 2 周内开始，或在血清学诊断明确后立即开始。治疗的首选药物是左甲状腺素钠片。新生儿或婴幼儿可以将片剂碾碎后溶于几毫升水或母乳中，用小汤匙让患儿服下，避免与其他食物同服。

　　药物的维持剂量必须根据检测血清中甲状腺激素及 TSH 浓度进行调整，剂量稳定后，要长期维持，不要随意减量或停药。甲状腺激素替代治疗的目标，是要维持患儿体内的 TSH 浓度在 2 mU/L 以下，FT4 和 T4 浓度在正常值的上限。严密观察患儿甲状腺功能，维持患儿甲状腺功能在控制的目标范围内，对预后非常关键。

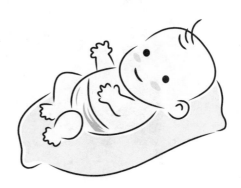

克汀病需要终身服药吗？

扫一扫，听音频

　　克汀病是先天性甲状腺发育不全或功能低下造成婴幼儿发育障碍的代谢性疾病。患儿出生时，身高、体重等可能没有明显异常，主要表现为反应迟钝、不哭闹、体温偏低等，所以孩子出生时要注意检查，以便及时治疗。

　　目前，我国一般采用足跟血筛查先天性甲减，如果确诊，就需要在医生指导下服用左甲状腺素钠，大多数患儿均需要终身服药。家长不必过于担心其不良反应，因为左甲状腺素钠片与人体正常分泌的甲状腺素基本是一致的，所以通常不会有严重不良反应。但是应按医生的要求，定期复查甲功，以判断激素水平，调整用药剂量。剂量过多可能引起甲亢症状，而剂量过少会影响孩子的脑部发育。切忌盲目停药，否则可能导致孩子学习、思考和日常活动能力的终身缺陷。

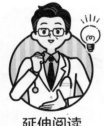

延伸阅读

胎儿的甲状腺很早就开始发育了

　　甲状腺在胚胎形成的第 3 周就开始发育了，到了第 8 周已经具有固定的形态和位置，然后腺体内部的结构开始发育，第 10 周末开始出现甲状腺滤泡，在第 11～12 周滤泡内出现胶质，表现出摄取碘的功能，到第 15 周时整个甲状腺的发育基本完成。

　　所以，如果孕早期（孕 1 月～孕 3 月）孕妇缺碘或患有甲状腺疾病，都可能对胎儿的甲状腺发育造成不可逆转的伤害，生出克汀病宝宝。

152 亚甲炎要如何治疗?

扫一扫，听音频

一般来说，亚甲炎是一种自限性疾病，简单说就是不用治疗过一段时间也会好。但是如果症状严重，还是要对症治疗让身体舒服一些。因此，亚甲炎的治疗关键看症状。

轻微症状	可以不用治疗，3 ~ 4 周后会自愈
疼痛明显，有发热等不适	可以吃一些解热止痛药，如芬必得等
高烧不退、疼痛明显	必要时可使用糖皮质激素治疗，严格按照疗程规律服药，并在病情稳定后逐渐减量停药，避免病情反复

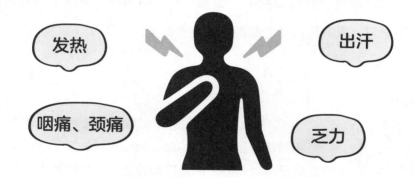

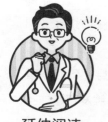

延伸阅读

糖皮质激素

糖皮质激素是肾上腺分泌的一种激素，长期大量使用会导致肥胖、月经不调等不良反应，但是短时间服用并不会有太大问题，不用过于担心。

亚甲炎时，为什么要吃布洛芬、泼尼松等药物？

扫一扫，听音频

　　轻度亚甲炎患者，颈部疼痛和发热的症状不重，可以使用非甾体类抗炎药，如阿司匹林、布洛芬或者吲哚美辛等治疗，此类药物具有消炎、镇痛和退热的作用，可以帮助减轻炎症引起的疼痛和发热等不适。

　　中重度患者需要在医生指导下使用泼尼松缓解甲状腺疼痛的症状。泼尼松是一种糖皮质激素（类固醇），具有强效的抗炎作用。在某些亚甲炎病例中，尤其是在症状严重时，医生可能会考虑使用泼尼松来控制炎症和症状。需要注意的是，使用泼尼松治疗需待病情稳定并维持 4 ～ 6 周，逐渐减量后方能考虑停药，否则容易导致病情复发。如果患者出现复发，还可再次使用泼尼松治疗，具体情况需遵医嘱，切勿自行调整。

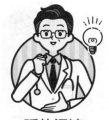

延伸阅读

冷敷可以缓解疼痛

　　甲状腺炎症状明显者会伴随颈部肿痛，冷敷可以缓解疼痛。用干净的毛巾包裹住冰块或者冰冻矿泉水瓶，敷在肿痛部位，冷敷 3～5 分钟后拿开，间歇片刻再继续敷，根据自身感受重复操作。

154 亚甲炎发病时伴发甲亢，要不要吃治疗甲亢的药物？

扫一扫，听音频

　　一般来说，亚甲炎发病比较急，患者常会感觉脖子和耳朵附近有不适和疼痛。如果伴发甲亢，一般会出现心慌、出汗、怕热、乏力、体重减轻、食欲不振、大便次数增多、颤抖等症状，这是因为代谢增加、神经细胞敏感性增加。

　　亚甲炎常伴发甲亢症状，但等甲状腺激素水平恢复正常后，症状就会消失，一般不需要药物治疗。如果亚甲炎伴严重甲亢，则要进行治疗，可根据医生的诊断及建议适当服用抗甲状腺药物一段时间。

155 桥本甲状腺炎可以治愈吗？

扫一扫，听音频

桥本甲状腺炎一般是不能治愈的，但是可以通过药物补充治疗后达到完美疗效。

　　服用甲状腺激素类药物，如左甲状腺素钠片等，可以有效缓解桥本甲状腺炎症状。在治疗期间，要定期复查甲状腺功能，调整药物剂量，保持甲状腺功能正常。

156 桥本甲状腺炎该如何进行治疗？

扫一扫，听音频

桥本甲状腺炎的治疗需要根据不同时期的甲功状况决定。

甲亢期

桥本甲状腺炎早期可能出现甲亢症状，但一般都是短期或一过性的，不建议随便服用抗甲状腺药物，避免促甲减早发。可以通过服用 β- 受体阻滞剂普萘洛尔改善心慌、出汗等症状，用药需遵医嘱。

正常期

这个阶段甲状腺功能是正常的，只有甲状腺自身抗体升高，所以一般不需要治疗。

甲减期

进入甲减期后，一般需要终身服用左甲状腺素钠片。

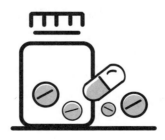

157 桥本甲状腺炎需要服用糖皮质激素吗？

扫一扫，听音频

桥本甲状腺炎患者一般不建议服用糖皮质激素。

虽然大部分的自身免疫性疾病都需要服用糖皮质激素治疗，但是桥本甲状腺炎由于其自身特点，患者在全身应用糖皮质激素后产生的不良反应较大，并不会有更多获益，因此即使在甲亢期也不建议用糖皮质激素治疗。桥本甲状腺炎患者若出现明显甲亢症状，可以用 β- 受体阻滞剂控制症状。

158 桥本脑病应如何治疗？

扫一扫，听音频

桥本脑病是一种罕见的自身免疫性疾病，其特点是在桥本甲状腺炎患者中出现神经症状，如认知障碍、运动失调、意识障碍等，它与桥本甲状腺炎的关系尚无定论，主要以甲状腺抗体的增高为特征。

桥本脑病的治疗主要是用糖皮质激素，这也是急性期的主要治疗方法，症状通常可在数月内改善或消退。治疗的持续时间和逐渐减量的速度，需由医生根据病情发展决定。

159 甲状腺肿应如何治疗？

扫一扫，听音频

如果是因甲状腺激素不足引起的甲状腺代偿性肿大，在没有禁忌证的情况下，可以服用甲状腺激素制剂治疗，剂量和服用时间需要遵医嘱。如果药物治疗效果不理想，且患者甲状腺肿有压迫症状，需查明病因，必要时可以考虑手术治疗。

延伸阅读

食用碘盐对预防缺碘性甲状腺肿有效

甲状腺肿一般不用治疗，除非已产生压迫症状，可考虑手术治疗。缺碘所致地方性甲状腺肿以食用碘盐为公认的有效防治手段。

160 放射碘 -131 治疗甲亢后抗体为何会升高？

扫一扫，听音频

有些甲亢患者在接受放射碘 -131 治疗后，体内甲状腺相关抗体反而升高，这并不代表治疗无效。

放射碘 -131 治疗甲亢的原理，是把放射性的碘摄取到甲状腺之后，利用射线把甲状腺滤泡细胞完全破坏掉，减少甲状腺激素的合成与释放。在放射碘 -131 治疗以后，甲状腺滤泡当中的甲状腺球蛋白以及甲状腺过氧化物酶会大量释放入血，刺激人体产生一定的抗甲状腺球蛋白抗体以及抗甲状腺过氧化物酶抗体，这样就出现了体内抗体水平明显升高的情况。随着患者甲状腺功能逐渐恢复，抗体水平也会逐渐下降，因此无须担心。

161 放射碘 -131 治疗甲亢会致癌吗？

放射碘 -131 治疗甲亢未发现致癌情况。

　　放射碘 -131 治疗甲亢具有方便安全、价格低、治愈率高、复发率低等优点。碘 -131 是一种碘的放射性同位素，它的半衰期大约为 8 天，口服后能被甲状腺组织特异性摄取。到达甲状腺后，碘 -131 释放的 β 射线可以破坏功能亢进的甲状腺组织，使肿大的甲状腺缩小，过度合成的甲状腺激素减少。且碘 -131 的 β 射线距离很短，只有 2mm，对甲状腺之外的组织杀伤力很小，所以它的靶向性和精准性都很强。在治疗甲亢和甲状腺癌时效果突出，并不会对其他组织细胞产生影响而致癌。

162 放射碘 -131 治疗对生育和后代有影响吗？

放射碘 -131 治疗对生育和后代基本没有影响。

　　放射碘 -131 治疗甲状腺疾病已经使用了很多年，经过多年的治疗和研究，并没有发现它对生育和后代有显著影响。但该治疗具有放射性，母体在摄入放射性碘后，会通过胎盘或乳汁进入胎儿或婴儿的甲状腺，造成胎儿或婴儿甲状腺功能减退。所以特别提醒在妊娠期和哺乳期的患者不要采用这种治疗方法。如果是育龄期女性甲亢患者，在接受放射碘 -131 治疗以后，一般需要观察 6 个月且甲状腺功能恢复正常后再怀孕。

163 甲减孕妈妈能服用甲状腺激素吗？

甲减孕妈妈必要时可以服用甲状腺激素。

很多女性认为孕期应该避免服用一切药物，甚至患有甲减的孕妈妈也对甲状腺激素产生排斥心理。其实，口服补充的甲状腺激素和体内的甲状腺激素基本相同，只要剂量合适，不会对身体造成任何损害，也不会给胎儿造成任何损伤。

口服补充甲状腺激素可帮助甲减孕妈妈血液中的甲状腺激素水平恢复正常，这样才能消除甲减对妊娠的不利影响，保证自身及胎儿的健康。

164 妊娠期间 TSH 高于 2.5mIU/L 怎么办？

妊娠期间，若血清 TSH 在 2.5 ~ 4.0mIU/L，甲状腺激素水平正常，甲状腺抗体阴性，患者没有反复流产发生，可以暂不给予甲状腺激素补充治疗；如果患者甲状腺激素水平低于正常参考值范围，甲状腺抗体阳性或患者有反复流产的病史，应当酌情考虑给予甲状腺激素补充治疗。若血清 TSH > 4mIU/L，即使甲状腺激素水平正常，抗体阴性，也应当考虑给予甲状腺激素补充治疗。甲状腺激素补充剂量应当由专科医师根据患者甲状腺激素缺乏程度及症状来决定，须定期复查甲功以调整剂量（妊娠前半期 2 ~ 4 周复查一次，血清 TSH 稳定后可 4 ~ 6 周复查一次）。

165 妊娠期间 TSH 低于正常下限怎么办？

扫一扫，听音频

当 TSH 低于正常下限时，应明确是由妊娠一过性甲亢引起的生理现象，还是由妊娠合并甲亢引起的症状。

孕期胎盘分泌大量的人绒毛膜促性腺激素（HCG），HCG 与垂体分泌的 TSH 结构很相似，即 HCG 也有一定的 TSH 作用，可刺激甲状腺分泌 T3、T4，从而抑制 TSH 的分泌。当 HCG 分泌显著增多时，可刺激甲状腺分泌过多甲状腺激素而导致甲亢，也称"妊娠一过性甲亢"，同时 TSH 可出现一过性的降低。这种情况是正常生理现象，不需要用药物治疗。随着妊娠的进展，胎盘分泌的 HCG 逐渐减少，到孕中期可恢复正常。

妊娠合并甲亢也会出现 TSH 降低，同时血清中 T3、T4 增高，并伴有怕热、心悸、多汗、体重不随孕周增加而增加等症状。如果出现这种情况，要及时到内分泌科就诊，采取合适的治疗方法。

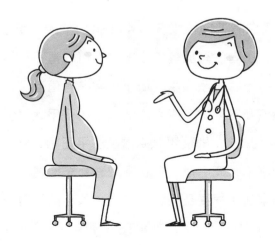

166 怎样缓解心理压力，保护好甲状腺？

扫一扫，听音频

压力是诱发 Graves 病的一大诱因。压力多有两种来源，工作压力和心理压力。工作压力增加会导致心理压力升级，二者形成恶性循环，给甲状腺健康带来巨大的危害。

压力是一种心理反应，越惧怕它，它就会越强大。面对压力，要学会看轻、看淡。还要学会调整自己的心理状态，减轻心理压力。

培养兴趣爱好：可以通过培养一些兴趣爱好，放松心情。

学会合作：每个人的能力是有限的，当工作量超标或者遇到困难时，可以和同事协作或向同事寻求帮助。这样能达到事半功倍的效果。

劳逸结合：在工作一段时间后，要适当停下来休息一会儿，或听听音乐，或闭目养神。这样既有利于体力的恢复，也有利于提高工作效率。

积极参加锻炼：当感觉压力过大时，可以考虑爬山、打球等运动，既能锻炼身体，又能放松身心。

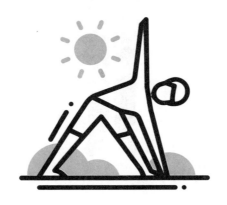

第六章

抗癌篇

选对治疗方案，甲状腺癌不可怕

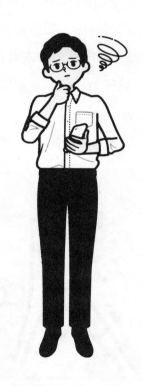

一图读懂本章要点

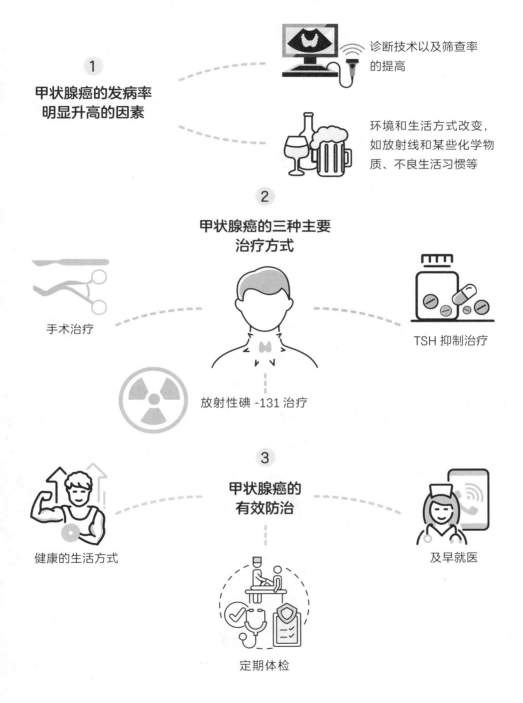

1 甲状腺癌的发病率明显升高的因素

诊断技术以及筛查率的提高

环境和生活方式改变，如放射线和某些化学物质、不良生活习惯等

2 甲状腺癌的三种主要治疗方式

手术治疗

TSH 抑制治疗

放射性碘 -131 治疗

3 甲状腺癌的有效防治

健康的生活方式

及早就医

定期体检

155

167 我国甲状腺癌的患病率越来越高，如何看待这一事实？

扫一扫，听音频

我国甲状腺癌的发病率在过去几十年间呈明显增加的趋势。对于这一现象，可以从以下几个方面进行思考。

1. 诊断技术以及筛查率的提高。随着医学科技的不断进步，针对甲状腺疾病体检的普及、更广泛地使用颈部超声检查和针对非常小的甲状腺结节的细针抽吸活检 (FNA) 技术运用于临床，使得甲状腺癌可以被更早发现和诊断。

2. 环境和生活方式因素。一些研究表明，暴露于放射线以及某些化学物质中，可能会导致癌症发病率的增加。

尽管甲状腺癌的发病率从数字上看呈明显上升趋势，但主要是由于检测手段提高和检测频率增加导致的，并不需要过于恐慌。大多数甲状腺癌病例预后良好，治愈率较高。对于个体而言，保持健康的生活方式、定期体检和及早就医是预防和早期发现甲状腺癌的重要措施。此外，加强公众的健康教育和意识，提高对甲状腺癌的认识和理解，也是应对这一趋势的重要举措。

168 什么样的超声结果要高度怀疑甲状腺癌？

扫一扫，听音频

若查体发现疑似甲状腺结节或结节性甲状腺肿，或经其他影像学检查（颈动脉超声、CT、MRI 或 FDG-PET）偶然检出结节，均应进行甲状腺超声检查。

在描述甲状腺实性结节时，应以正常甲状腺组织为参考。若回声特性与正常甲状腺组织十分相似，则称为等回声；若回声高于正常（即更亮），则称为高回声；若回声低于正常（即更暗），则称为低回声。

甲状腺结节有以下一些超声特征时就提示恶性可能：（1）低回声；（2）点状强回声灶（微钙化）；（3）纵横比 >1；（4）形态不规则、边界不清楚。即便没有任何可疑特征也并不能排除恶性肿瘤。

169 甲状腺癌有什么临床表现？

扫一扫，听音频

大多数甲状腺癌的预后良好，所以目前多数学者认为最好能够做到及时发现，合理治疗。如果发生了淋巴转移，或转移到肺、骨骼，患者在最初阶段不能通过手术和放射碘治疗，死亡率会明显增加。因此，对于甲状腺癌的临床表现要有充分的认知，防患于未然。

1. 甲状腺癌最常见的临床表现是甲状腺结节，许多患者没有明显的临床症状，仅是在体检中偶然发现。

2. 肿瘤结节的性质为实性，甲状腺超声对鉴别有重大意义。

3. 当肿瘤生长迅速时，可以出现压迫的症状，例如呼吸困难、吞咽困难、声音嘶哑等。

170 甲状腺癌有哪些病理类型？

扫一扫，听音频

甲状腺癌是内分泌系统中最常见的恶性肿瘤，主要分为分化型和未分化型，最常见的类型是乳头状癌。不同类型的甲状腺癌发展过程和转移途径相差很大，有着截然不同的临床表现。

按病理类型可分为乳头状癌、滤泡状癌、髓样癌和未分化癌等。

乳头状癌	最常见，30～50岁人群多见，女性多于男性。生长缓慢，恶性度较低
滤泡状癌	发生年龄略大
髓样癌	可发生于任何年龄，恶性程度介于甲状腺滤泡状癌和甲状腺未分化癌之间
未分化癌	最少见，恶性程度最高，发展快，转移迅速，是造成甲状腺恶性肿瘤患者死亡的主要原因

171 什么是分化型甲状腺癌?

扫一扫,听音频

分化型甲状腺癌占整个甲状腺癌的 90%,包括甲状腺乳头状癌、甲状腺滤泡状癌和嗜酸细胞癌。

172 甲状腺癌如不及时治疗会有哪些隐患?

扫一扫,听音频

分化型甲状腺癌虽然恶性程度低,但如果忽视或延迟治疗,可能会造成一些严重的健康疾患和并发症。

1. 癌症扩散。 甲状腺癌可以逐渐扩散到邻近的组织和淋巴结,甚至转移到其他部位,如颈部、肺部和骨骼。不及时治疗可能会增加癌症扩散的风险。

2. 病情加重。一些甲状腺癌可能会导致喉部不适、吞咽困难、呼吸困难等症状。不及时治疗可能会使这些症状加重,影响生活质量。

3. 心血管问题。一些甲状腺癌可能会影响甲状腺激素的产生和平衡,从而影响心血管系统的功能,不及时治疗可能会增加心血管问题的风险。

总的来说,及早发现和治疗甲状腺癌是非常重要的,如果出现任何甲状腺相关的症状,建议尽快咨询医生,进行相关检查,以便早期发现,及时治疗。

173 甲状腺癌怎么治疗？

扫一扫，听音频

甲状腺癌根据组织学特征分为分化型甲状腺癌、甲状腺髓样癌以及未分化型甲状腺癌，分化型甲状腺癌占甲状腺癌的 90%，早期患者预后良好，未分化型甲状腺癌侵袭性强，治疗反应及预后极差。治疗方法会根据癌症的类型、分期、患者的年龄、健康状况和其他因素而有所不同。

1. 手术治疗。手术是治疗甲状腺癌的核心方法，也是绝大多数患者唯一的根治手段。手术范围可能从甲状腺的部分切除到全甲状腺切除，甚至切除周围累及组织或器官，具体取决于癌症的类型、大小和分期。

2. 放射性碘 -131 治疗。手术治疗后，部分患者需要利用放射性碘进一步对残留甲状腺组织及残留肿瘤进行清除，同时也有利于在随访中了解有无残留病灶复发或转移。

3. 甲状腺激素治疗。甲状腺癌患者术后补充左甲状腺素，一是为了补充体内缺乏的甲状腺激素，二是抑制垂体分泌促甲状腺激素（TSH），从而对甲状腺组织增生和分化型癌细胞产生抑制作用，减少肿瘤复发风险。

4. 新型靶向药物治疗。针对甲状腺癌发病信号通路，可选择使用靶向药物。但这些靶向药物具有一定副作用，且需要维持性用药。

5. 放疗。对于无法手术的局部病灶，不摄碘或碘治疗疗效不佳者，可行外放疗。

6. 化疗。对无其他选择的未分化型甲状腺癌可考虑化疗。

甲状腺癌患者的治疗方案通常是个体化的，医生会根据患者的具体情况来制订最合适的治疗计划。甲状腺癌患者可与医生进行详细的讨论以便了解治疗选项、可能的副作用和预后。及早发现和治疗通常可以提高治疗成功的机会。

174 甲状腺乳头状癌可以不治疗吗？

扫一扫，听音频

甲状腺乳头状癌属于分化型甲状腺癌，大多数情况下需要进一步诊治。但是某些非常小的乳头状甲状腺癌（乳头状微小癌）生长和扩散的风险很低，经医生评估后也可能无需立即治疗，但是必须密切监测病灶进展情况。医生可能会根据具体情况建议 3 ~ 6 个月进行一次血液检测和颈部彩超检查。部分患者的癌症可能长期不进展，因此也无需治疗。如果在监测过程中发现病灶进展或转移，则需要开始相应治疗。分化型甲状腺癌的主要治疗方式为手术，必要时可进行放射性碘 -131 治疗，以及促甲状腺激素（TSH）抑制治疗。

175 什么是放射性碘的 "清甲治疗" 和 "清灶治疗" ？

扫一扫，听音频

对于分化型甲状腺癌患者，在甲状腺切除术后，可采用放射性碘治疗来消融残余的甲状腺组织（残余组织消融术），即"清甲治疗"。

为亚临床微转移病变和 / 或临床明显的残余性或转移性甲状腺癌提供放射性碘治疗，即"清灶治疗"。

176 什么是 TSH 抑制治疗？

扫一扫，听音频

促甲状腺激素（TSH）是由脑垂体分泌的一种激素，它可以和甲状腺细胞上的 TSH 受体结合并促进甲状腺细胞的生长，同时促进甲状腺激素的合成。分化型甲状腺癌细胞尚存部分甲状腺细胞功能，仍可表达 TSH 受体。因此术后使用甲状腺激素抑制 TSH 水平可有效抑制残存分化型甲状腺癌细胞的生长，防止肿瘤进展、复发和转移。

177 TSH 抑制治疗有哪些潜在副作用？

扫一扫，听音频

TSH 抑制治疗实际上会造成亚临床甲亢的状态，长期使用有诱发心律失常、骨质疏松、病理性骨折等不良反应的潜在风险。所以在启动 TSH 抑制治疗前需要评估基础心血管、骨骼健康，尤其是有基础病的患者和老年患者。

部分患者进行 TSH 抑制治疗，需长期将 TSH 维持在很低水平（< 0.1mIU/ml），可能影响生活质量，加重心脏负荷和心肌缺血（老年患者尤甚），引发或加重心律失常（特别是心房颤动），甚至导致患者心血管病相关事件住院和死亡风险增高。减少甲状腺激素剂量后，上述诸多受损情况可逆转。TSH 长期抑制还可增加绝经后妇女骨质疏松症的发生率，并可能导致骨折风险增加。另有多项研究提示，长期亚临床甲亢状态存在轻度增加情绪障碍等一系列潜在风险的可能性。

因此，TSH 抑制治疗需要根据患者的肿瘤状况、年龄、身体状况和其他基础病状态等进行个体化评估，定期去医院就诊。

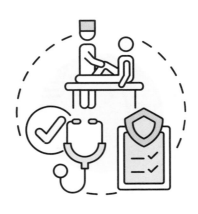

甲状腺髓样癌是源于甲状腺滤泡旁细胞（或 C 细胞）的神经内分泌肿瘤，在甲状腺癌中占 1% ~ 2%。该肿瘤通常会产生降钙素，大部分病例为散发性。

孤立性甲状腺结节是散发性甲状腺髓样癌最常见的表现，可见于 75% ~ 95% 的患者。大部分患者在诊断时已有转移。基础血清降钙素浓度通常与肿瘤体积和肿瘤分化程度有关，在肿瘤可触及的患者中几乎总是偏高。

散发性甲状腺髓样癌的诊断方法一般是对孤立性甲状腺结节或多结节甲状腺肿中的主要结节行细针穿刺活检（FNA）。在甲状腺结节的常规诊断中，血清降钙素筛查可作为 FNA 的补充检查手段。

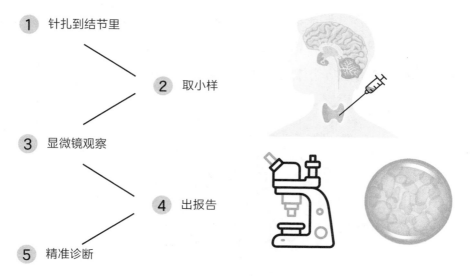

1 针扎到结节里

2 取小样

3 显微镜观察

4 出报告

5 精准诊断

细针穿刺活检

179 甲状腺髓样癌怎么治疗？

扫一扫，听音频

甲状腺髓样癌是源于甲状腺滤泡旁细胞的神经内分泌肿瘤，在甲状腺癌中占 1% ~ 2%，其典型特征是会产生大量降钙素。大多数患者在诊断时已发生肿瘤转移。

甲状腺髓样癌在治疗前需要专业医疗团队进行详细评估和考量，为患者给出个体化的指导和建议。常用治疗方法有以下几种。

1. 手术。完整切除肿瘤及所有局部和区域转移灶是治愈甲状腺髓样癌的唯一方式。对于局限于颈部的癌组织，首选手术为甲状腺全切除术。对于术前发现颈部淋巴结受累的患者，首选初始疗法为甲状腺全切除术 + 两侧中央区淋巴结清扫，同时清扫受累颈侧区。对于局部晚期或远处转移的患者，手术是为了减轻症状。

2. 术后甲状腺激素替代治疗。术后应立即开始左甲状腺素治疗，初始剂量应为 1.6μg/kg，即 0.075 ~ 0.15mg/d。在手术 6 周后需评估替代治疗是否充分。左甲状腺素治疗的目标为恢复并维持正常甲功。

3. 放化疗。若患者在初次手术后有残留或复发，或者有远处转移，目前尚无定论哪种治疗方式 (手术、化疗或放疗) 最恰当。

4. 靶向全身性治疗。对于进展性或症状性转移性髓样癌患者，如果不能实施手术、放疗或其他局部干预治疗，可采用靶向全身性治疗。但这些治疗具有显著毒性，需在专科医生详细评估后考虑是否使用。

180 甲状腺髓样癌和多发性内分泌腺瘤病有什么关系？

甲状腺髓样癌和多发性内分泌腺瘤病（MEN）之间存在一定的关系。多发性内分泌腺瘤病是一种遗传性疾病，分为 MEN-1 型和 MEN-2 型两种，其中 MEN-2 型又分为 MEN-2A 和 MEN-2B 两种类型。

MEN-2 型与甲状腺髓样癌的关系比较密切。MEN-2A 是由 RET 基因突变引起的，患者除了可能出现甲状腺髓样癌外，还可出现甲状旁腺瘤和嗜铬细胞瘤等。而 MEN-2B 也可能是由 RET 基因突变引起的，患者不仅可能患甲状腺髓样癌，还会出现神经纤维瘤、黏膜神经瘤和嗜铬细胞瘤等。

甲状腺髓样癌通常是甲状腺 C 细胞来源的肿瘤，而 C 细胞主要合成和分泌降钙素，其功能异常可能与多发性内分泌腺瘤病相关的基因突变有关。

因此，对于患有多发性内分泌腺瘤病的患者，应定期进行甲状腺功能和肿瘤相关标志物的检测，以及接受相关的遗传咨询和筛查，以便在早期发现和治疗甲状腺髓样癌。诊断为 C 细胞增生或散发性甲状腺髓样癌的患者都应该接受 RET 种系突变检测以排除 MEN-2 型。

181 甲状腺髓样癌必须手术治疗吗？

扫一扫，听音频

手术是目前唯一可以治愈甲状腺髓样癌的方法。由于甲状腺髓样癌具有一定的侵袭性和转移潜能，在早中期病例中通过手术彻底切除肿瘤，并提供组织学评估以确定病变的严重程度和分期是治愈甲状腺髓样癌的关键。

是否需要进行手术治疗需根据患者的具体情况而定。医生会考虑患者的年龄、肿瘤的大小、侵袭程度、淋巴结转移情况等因素综合判断后决定。

182 左甲状腺素片在治疗甲状腺髓样癌和甲状腺乳头状癌时的作用有何不同？

扫一扫，听音频

两种甲状腺癌术后均可能出现甲状腺功能减退，这种情况下均需要左甲状腺素片补充治疗，以维持甲功正常。甲状腺乳头状癌属于分化型甲状腺癌，它的癌细胞尚存分化功能，仍可表达 TSH 受体。因此，术后使用左甲状腺素片除了维持正常甲功以外，加大剂量适当抑制 TSH 水平可有效抑制残存分化型甲状腺癌细胞的生长，防止肿瘤进展、复发和转移。而甲状腺髓样癌并非甲状腺滤泡细胞起源，甲状腺 C 细胞不依赖于 TSH，治疗目标通常是使 TSH 恢复正常，故无须进行 TSH 抑制治疗。

扫一扫，听音频

甲状腺髓样癌术后血清降钙素水平升高与肿瘤分期、复发、淋巴结转移和远处转移有关，是评估预后的重要指标。若术后基础血清降钙素水平正常（生化治愈），则预测10年生存率为97.7%，真实复发率为4.9%。若术后血清降钙素水平持续 >10ng/L（正常值上限），则提示存在残余病灶。如果患者手术后血清降钙素水平 >150ng/L，提示可能出现远处转移。

因此，可根据术后血清降钙素水平，选择不同的后续随访策略。若甲状腺髓样癌术后血清降钙素水平正常，则每半年检测降钙素、癌胚抗原及颈部超声；若术后血清降钙素 ≤ 150ng/L，应至少进行颈部超声检查；若术后血清降钙素 >150ng/L，则建议进一步全面检查是否存在复发和远处转移。

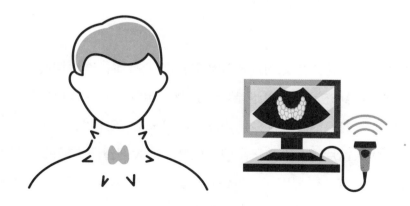

184 如何确定甲状腺髓样癌的转移灶？

扫一扫，听音频

通过细针穿刺抽吸活检（FNA）确诊甲状腺髓样癌后，应进行颈部超声检查，以确定有无颈部淋巴结受累。若超声显示局部淋巴结转移或术前基础血清降钙素 > 500ng/L(提示局部或远处转移风险高)，则需行PET/CT、CT、MRI、超声、骨扫描等其他影像学检查以进一步评估转移性病灶。

185 甲状腺癌患者何种情况下需要监测甲状腺球蛋白？

扫一扫，听音频

甲状腺球蛋白由甲状腺细胞产生，分化型甲状腺癌细胞也会产生。因此当甲状腺癌患者行甲状腺癌根治术后体内已经没有甲状腺细胞，此后如果在检查过程中发现甲状腺球蛋白升高，则提示肿瘤有复发的可能。此时监测甲状腺球蛋白可以帮助医生全面评估和诊治。

186 转移性甲状腺髓样癌 应该如何治疗？

扫一扫，听音频

　　甲状腺髓样癌发生远处转移的情况并不少见。在手术前血清降钙素水平 >500ng/L，颈部根治术后血清降钙素水平仍然较高或倍增时间较短，出现远处疼痛或压迫等不适症状，应考虑有肺、肝、脑、骨、全身皮肤等远处转移可能。此时，需要通过合适的影像学检查如 PET/CT、CT、MRI、超声、骨扫描，以及对可疑转移灶的穿刺病理学检查协助诊断。对于单个孤立性转移灶或少量转移灶，如果伴有较明显的症状如疼痛、激素分泌过量（如腹泻或库欣综合征）或威胁生命，如产生压迫（如支气管阻塞或呼吸困难、吞咽困难、脊髓压缩）、严重咯血、骨折，可考虑局部手术切除。同时需要比较其他姑息性治疗的相对优缺点，如外照射、立体定向放射、射频消融、骨水泥治疗、栓塞化疗以及辅以全身靶向药物治疗等。无症状的远处转移尤其是多发或弥散性转移，血清降钙素和癌胚抗原倍增时间超过 2 年的患者不考虑手术治疗。

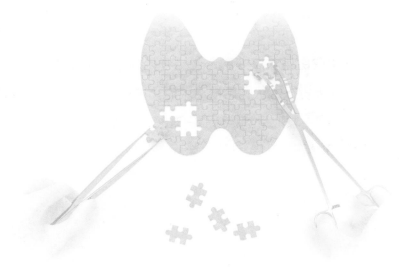

187 对于迅速增大的甲状腺肿物，需要立即手术吗？

扫一扫，听音频

　　对于迅速增大的甲状腺肿物，如果并没有出现呼吸困难等严重的压迫症状，并不一定需要立即手术。因为引起甲状腺肿物迅速增大的原因很多，包括甲状腺肿瘤、炎症或血肿等其他疾病。在这种情况下，及早进行专业的医学评估是至关重要的。

　　是否立即进行手术治疗取决于医生的综合评估和判断。医生会综合考虑患者的病情、包块的特点、可能的诊断以及其他相关因素来做出决策。如果经过评估发现存在明显的恶性肿瘤的风险，或者存在明显的呼吸道受压等紧急情况，可能需要立即手术治疗。如果评估结果显示较低的恶性风险或有其他可行的治疗选择，可能会考虑进一步的观察、影像学检查或其他治疗方案。

　　总而言之，针对迅速增大的甲状腺肿物，并不一定需要立即手术，但应该尽快评估性质，明确诊断，再决定是否手术治疗。

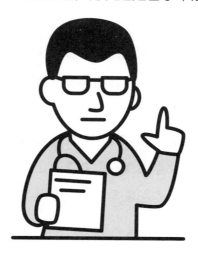

188 放射治疗会影响甲状腺功能吗？

扫一扫，听音频

　　甲状腺对放射线非常敏感。放射治疗是治疗肿瘤的一种常见方法，对于鼻咽癌、喉癌、中枢神经系统肿瘤、霍奇金淋巴瘤等头颈部肿瘤尤为重要。目前资料表明，涉及头颈部及胸部的肿瘤放疗均可能造成甲状腺损伤。尽管三维适形调强放疗技术的使用已经大大提高了放疗的精准度，甲状腺损伤仍时有发生。绝大多数情形下，放疗造成的后果是甲状腺功能减退（包括临床甲减和亚临床甲减），并且绝大多数不可逆。放疗也有可能继发 Graves 病（包括出现甲状腺眼病）。此外，放疗诱发甲状腺肿瘤的可能性也是存在的。

189 何种化学治疗会影响甲状腺功能？

扫一扫，听音频

　　理论上，化学治疗对正常细胞造成损伤的可能性极大，自然包括甲状腺细胞。实际上，部分特定化疗方案造成甲状腺损伤的概率也不小。用于治疗霍奇金淋巴瘤的 MOPP 方案，造成甲功异常的比例高达 40% 以上。而睾丸肿瘤包含顺铂、依托泊苷和博来霉素等的常用化疗方案可致 15% 的甲减。因此，化学治疗后需要注意定期监测甲功的变化。此外，化疗对全身各系统的影响也可能导致甲功指标异常，不一定都是甲状腺被破坏。

190 肿瘤的靶向治疗会影响甲状腺功能吗？

扫一扫，听音频

　　近年来靶向治疗在肿瘤患者中的应用已经越来越普遍。一方面，以酪氨酸激酶抑制剂为主的各种靶向治疗药物对部分患者产生了很好的疗效；但另一方面，诸多不良反应也特别值得警惕，其中就包括甲状腺损伤。不同酪氨酸激酶抑制剂对甲状腺的破坏程度不等，以舒尼替尼等药物报道较多，一般会导致甲状腺功能减退，多数是不可逆的，需要长期补充治疗。

191 抗癌"保健品"可以预防甲状腺癌吗？

扫一扫，听音频

不要轻信抗癌"保健品"。

　　世界癌症研究基金会提出：没有证据显示保健品比含有天然营养素的食物更好，天然食物中的有效成分更容易被身体吸收利用。也没有研究证明保健品可以预防甲状腺癌。因此，不要盲目轻信抗癌保健品的宣传。

肿瘤的免疫治疗会影响甲状腺功能吗？

扫一扫，听音频

　　肿瘤的免疫治疗，即使用免疫检查点抑制剂治疗肿瘤，是近十余年来肿瘤治疗的一大突破，因其疗效显著而得到越来越广的应用，但其不良反应也逐渐暴露出来。澳大利亚和我国的临床研究都显示，在使用免疫检查点抑制剂后，甲功异常的发生率超过 40%。其原理是免疫系统在药物激发的情况下，针对肿瘤进行免疫攻击，但此时免疫系统的辨别能力下降，把甲状腺误以为是外来侵略物种，于是对甲状腺也进行了剧烈的攻击，因此出现甲状腺的不良反应。目前来看，多数不良反应最终会造成甲减。因其破坏常常较为猛烈，在破坏初期有时会出现一过性甲状腺毒症，但一般持续时间较短，很快转为甲状腺功能减退。所以，如果在甲状腺毒症期，以对症治疗为主；在甲减期，补充治疗必不可少。虽然理论上说，免疫检查点抑制剂也可能造成 Graves 甲亢，但极为罕见。

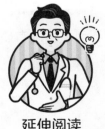

延伸阅读

自身免疫反应

　　如果身体的某一组织（如甲状腺）由于外伤、感染、药物等因素发生了改变，刺激身体产生特异性抗体，诱发身体的免疫系统对这个组织（甲状腺）进行攻击，启动一系列炎症反应，这就是自身免疫反应。通俗地说，就是身体内部发生了敌我不分的"战斗"。

193 甲状腺癌在生活中如何调养？

扫一扫，听音频

甲状腺癌治疗后，恢复期间的生活调养非常重要。以下是一些甲状腺癌患者在生活中可以采取的调养措施。

1. 遵循医嘱。首先，遵循医生的治疗和康复建议非常重要。按照医生的指导进行药物治疗、随访检查和康复计划。

2. 均衡饮食。饮食均衡，富含营养，有助于提升免疫力和身体康复。增加摄取富含维生素、矿物质和蛋白质的食物，避免过多的加工食品、高糖食物和高盐食物。

3. 保持体重。保持适当的体重对康复很重要。过胖或过瘦都可能影响身体的免疫和康复能力。

4. 适度运动。适量的运动可以促进血液循环、增强心肺功能，提高身体免疫力。请在医生的建议下，选择适合自己的运动方式，避免过度劳累。

5. 保持良好心态。甲状腺癌的治疗可能对患者的心理状态产生影响。保持积极的情绪，寻求支持和交流，有助于缓解情绪压力。

6. 定期随访。治疗后定期进行随访和检查，以确保癌症没有复发并可及早发现任何问题。

第七章

并发症篇

防控并发症，身体更轻松

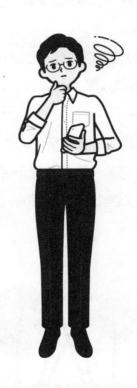

一图读懂本章要点

甲状腺疾病在治疗不及时或治疗后都可能会引起一些并发症，如果养护不当会给身体健康带来危害

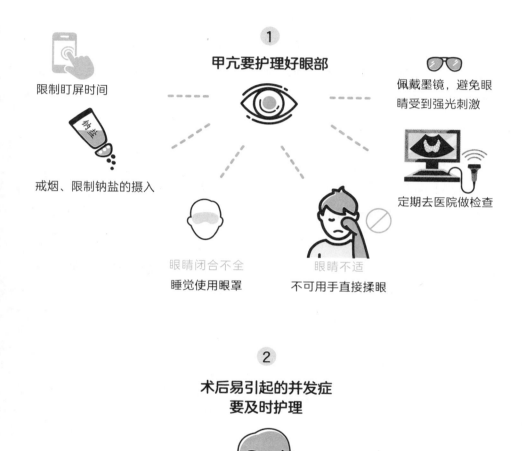

① 甲亢要护理好眼部

限制盯屏时间

戒烟、限制钠盐的摄入

佩戴墨镜，避免眼睛受到强光刺激

定期去医院做检查

眼睛闭合不全
睡觉使用眼罩

眼睛不适
不可用手直接揉眼

② 术后易引起的并发症要及时护理

出血
术后出血，
需要及时进行处置

低钙血症
偶尔出现嘴唇和手指脚趾麻木，考虑是血钙低，要及时咨询医生

喉返神经损伤
喉返神经损伤通常没有症状，要多咨询医生

194 甲状腺结节术后有哪些并发症？

甲状腺手术可能会引起一些并发症。

1. 出血。通常手术中能够控制出血，如果术后有出血，可能需要进行二次手术，找到并控制出血点。因此，如果有异常出血，一定要及时告知医生。

2. 喉返神经损伤。喉返神经损伤可导致声音改变。喉返神经在甲状腺的后面，连接着喉内声带。喉返神经损伤可导致声音嘶哑。

3. 低钙血症。甲状腺手术如果切除了全部甲状腺，会导致甲状腺功能减退，继而导致低钙血症。一般情况下，患者出现轻度低钙血症时没有什么症状，部分患者可能会出现嘴唇和手指脚趾麻木等。重度低钙血症会导致四肢抽搐。及时检测血钙及相关指标，明确诊断并予钙剂和维生素 D 制剂治疗是十分必要的。

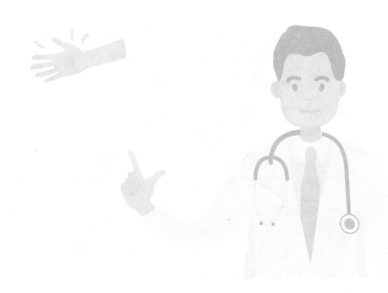

为什么甲状腺结节术后说话正常但感觉比较吃力？

扫一扫，听音频

因为甲状腺结节手术时为了避免损伤喉返神经，会对它进行解剖，这样可能会引起喉返神经的水肿或影响它的血供，导致说话比较吃力。但是随着水肿的消退和血供的恢复，症状会逐渐消失。

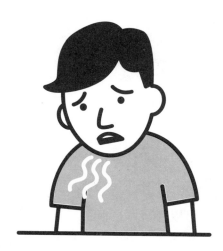

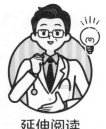

延伸阅读

促甲状腺激素和甲状腺激素不要傻傻分不清楚

促甲状腺激素（即 TSH）是由脑垂体分泌的激素，在维持正常甲状腺功能中起最重要的调节作用。

血液中的甲状腺激素过多时，促甲状腺激素的分泌会减少，抑制甲状腺激素的分泌；血液中的甲状腺激素不足时，促甲状腺激素的分泌会增多，从而促进甲状腺激素的分泌。

有突眼症状的甲亢患者怎样保护眼睛？

扫一扫，听音频

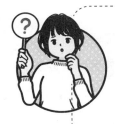

"大一女孩小李最近发现眼皮比较肿，一开始没有重视，想着可能是因为熬夜追剧，睡眠不足引起的。但是连续几天好好休息后眼睛并没有消肿，去校医院检查后，医生说可能是甲状腺功能异常。查了甲功三项，确诊为甲亢。生活中甲亢患者应该怎么护理眼睛呢？"

有突眼症状的甲亢患者更应注意保护双眼。首先应避免长时间注视屏幕，避免用眼过度。晴天出门最好佩戴墨镜，避免眼睛受到强光刺激。睡觉时适当垫高头部，可以减轻眼部肿胀；如果眼睛闭合不全，睡觉时可使用眼罩。眼睛有异物感、感觉不适时，不能用手直接揉眼，可用人工泪液滴眼减轻症状。日常饮食要限制钠盐的摄入，以减轻球后水肿。吸烟者需戒烟，并避免二手烟。应定期去医院复诊，预防并发症发生。

197 甲亢好了，突眼自然就好了吗？

扫一扫，听音频

如果是单纯性突眼，在甲状腺功能恢复正常后能够自然缓解。但如果是 Graves 眼病导致的突眼，很多时候不能自动缓解，甚至有些患者在甲亢缓解后多年才出现突眼，这种情况需要接受治疗，如激素治疗、球后放射治疗甚至手术治疗等。

198 甲亢时心悸就是甲亢性心脏病吗？

扫一扫，听音频

甲亢时心悸并不一定是甲亢性心脏病。

甲亢患者由于甲状腺激素分泌过多会对心血管有这几方面影响：增加心肌耗氧量；增强儿茶酚胺对心肌的作用；对全身代谢产生的兴奋作用使身体组织需氧量增加，从而出现一系列心血管症状，如心悸、胸闷、气短。所以心悸是甲亢对心血管产生影响后表现出来的一种症状，并不能说明就是心脏病。

但是如果甲亢继续发展下去，心脏负荷进一步加重，就可能引发甲亢性心脏病，所以一定要及时治疗甲亢。

甲减出现并发症该怎么用药？

扫一扫，听音频

　　长期甲减会出现一系列慢性并发症，尤其以心血管系统最为明显。这种情况下对并发症不能擅自用药，是否使用药物治疗并发症以及何时用药，需要遵医嘱。

　　例如，甲减开始治疗阶段慎用降压药，在甲状腺功能恢复正常后血压仍然偏高时，才考虑使用降压药治疗。

　　另外，如果出现轻度血脂异常，可暂不服用降脂药物，待补充甲状腺激素治疗甲功恢复正常后，如果这时复查仍有明显异常，再启动降脂药物治疗。服药期间需遵医嘱，定期监测血脂、肝功。

甲减患者为什么容易不孕、不育？

扫一扫，听音频

　　女性到了青春期，下丘脑会命令脑垂体分泌促性腺激素，使卵巢苏醒，卵泡就会开始发育，同时合成性激素。当卵泡发育成熟，卵子就会从卵巢中挣脱而出，这就是排卵。

　　甲状腺分泌的甲状腺激素可以辅助促进卵泡的发育和性激素的正常分泌，当甲状腺激素分泌减少，就会影响排卵，减少女性受孕机会。

　　男性患甲减后，甲状腺激素分泌减少也会影响生殖系统，使男性出现性欲减退、勃起障碍等现象，对生育不利。

201 桥本甲状腺炎是否会导致终身甲减？

扫一扫，听音频

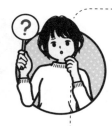

"32 岁的李女士半年前开始出现全身乏力、眼睑浮肿，当时以为是工作劳累所致，并未当回事。后来，症状逐渐加重，开始出现怕冷、食欲降低、月经不调等现象。由于持续不见好转，她就去医院检查，通过甲功和彩超检查，确定为桥本甲状腺炎，处于甲减期。李女士比较担心，这会不会导致终身甲减？"

不一定，要根据患者的具体情况判定。

桥本甲状腺炎是一种自身免疫性疾病。大部分患者的甲状腺功能刚开始可保持正常，到中晚期会由于免疫反应对甲状腺组织的持久破坏出现甲状腺功能低下，表现为怕冷、心动过缓、脱发、便秘、水肿等症状。虽然一般认为桥本甲状腺炎不能完全治愈，并且最终阶段会导致甲减，但是疾病进程也会因人而异，有些人可长期维持稳定状态而不出现甲减。即使发展到甲减阶段，如果早发现、早治疗，按时服药并定期复查甲功，把甲功维持到正常水平，也能长期保持健康。